Prof. Dr. med. Stefan Schopf

RATGEBER ADIPOSITAS-OP

Dein Begleiter für die Zeit davor und danach
Endlich dauerhaft abnehmen

humboldt

6 VORWORT

8 DAS EXPERTENTEAM STELLT SICH VOR

11 ADIPOSITAS – EINE VIELSCHICHTIGE ERKRANKUNG
12 Die Krankheit Adipositas
12 Adipositas ist ein Gesundheitsrisiko
14 Adipositas ist nichts Neues
16 Kopfhunger: Auslöser der Adipositas
17 Versuchungen widerstehen fällt schwer
19 Stressessen fördert das Übergewicht
20 Fehlende Achtsamkeit und Wertschätzung
21 Negative Einflüsse von außen
23 Schnelllebigkeit und die Foodindustrie
26 Bauchhunger: Wenn Übergewicht zur Krankheit wird
27 Hormone außer Balance
30 Ein dick machendes Mikrobiom
32 Veränderungen der Epigenetik
33 Beides muss behandelt werden: Kopf- und Bauchhunger

35 SCHRITT 1: THERAPIEBEGINN VOR DER OP
36 Das multimodale Konzept
37 Den besten Weg gemeinsam finden
38 Anders essen will gelernt sein: Ernährungstherapie
41 1. Hürde: Kalorien zählen
41 2. Hürde: Keine Zeit, um zu kochen!
43 3. Hürde: Zu wenig Eiweiß
45 4. Hürde: Zu wenig Gemüse
47 5. Hürde: Zu wenig Ballaststoffe
49 6. Hürde: Zu viel Zucker und Kohlenhydrate

51 **Ziele mit Achtsamkeit erreichen: Verhaltenstherapie**
53 Planen und nichts dem Zufall überlassen
54 Richtig essen beginnt beim Einkaufen
55 Wer langsam genießt, isst weniger
56 Holen Sie sich Unterstützung!
56 Ärger und Stress bewältigen
57 Umgang mit seelischem Hunger
59 **Körperlich aktiv: Bewegungstherapie**
60 Auch kleine Schritte bringen voran
61 Wichtig: täglich bewegen!
62 Kalorien erfolgreich verbrennen
62 Trotz Einschränkungen aktiv

65 **SCHRITT 2: ALLES RUND UM DIE OPERATION**
66 **Welche positiven Effekte hat die OP?**
67 Gewichtsabnahme
69 Begleiterkrankungen bessern sich
79 **Welche Risiken und Nebenwirkungen sind möglich?**
80 Allgemeine Magen-Darm-Beschwerden
82 Fettverwertungsstörung
83 Dumping-Syndrom: Plötzliche Sturzentleerung
84 Lebensmittelunverträglichkeit
85 Sodbrennen und Reflux
86 Stenose: Engstelle in Magen und Darm
86 Koliken durch Gallensteine
87 Adipositas und Psyche
89 **Kommt eine OP für mich infrage?**

91 **Wichtige OP-Methoden**
92 Schlauchmagen-Operation
92 Magenbypass
99 Minibypass
100 SADI-S-Bypass
101 SASI-Bypass
102 Sekundäre bariatrische Operationen
103 **Alle OP-Schritte im Überblick**
103 Was vor dem Termin wichtig ist
106 Der OP-Tag ist da!
110 Die ersten Tage nach der OP
114 Und wer übernimmt die Kosten?

119 **SCHRITT 3: SO GEHT ES JETZT WEITER**
120 **Ziele der konsequenten Nachsorge**
122 Regelmäßige Laboruntersuchungen
125 Überwachung der Begleiterkrankungen
127 Notwendige Nahrungsergänzungen
130 Körperliche Aktivität
131 Sex und Schwangerschaft
132 Professionelle Hilfe bei psychischen Problemen
133 Selbsthilfegruppen
134 **Plastische Chirurgie – wann ist was sinnvoll?**
135 Der Weg zur Kostenübernahme
139 Straffungsoperationen im Überblick

142 **ANHANG**
142 **Häufige Fragen und Antworten**
148 **Hier wird Ihnen weitergeholfen**
149 **Quellen- und Studienverzeichnis**
151 **Register**

VORWORT

Liebe Leserin, lieber Leser,

ich freue mich, dass Sie sich für diesen Ratgeber entschieden haben, der Ihnen auf Ihrem Weg vor und nach einer Adipositas-Operation ein wertvoller Begleiter sein wird. Vor allem bekommen Sie einen detaillierten Einblick, was Sie erwartet, wenn Sie mithilfe einer OP dauerhaft abnehmen. Sie werden auch erfahren, dass Adipositas eine vielschichtige Erkrankung ist, die im Körper, aber auch im Kopf stattfindet.

Nehmen wir allein das zusätzliche Gewicht, das Ihr Körper täglich tragen muss: Gelenke, Muskeln und der Rücken leiden unter der dauernden Mehrbelastung. Auch Bluthochdruck, Herz-Kreislauf-Erkrankungen und Diabetes sind häufige Begleiterkrankungen. Die Adipositas kann aber auch zu Asthma und nächtlichen Atemaussetzern führen. Bewegung oder sportliche Aktivitäten, die für Sie oft ohnehin schon beschwerlich sind, fallen dadurch noch schwerer. Ein Teufelskreis entsteht. Nachhaltige Erfolge im Umgang mit der Erkrankung können deswegen nicht alleine durch eine schnelle Operation erzielt werden. In diesem Buch vermittele ich Ihnen gemeinsam mit meinem Team Schritt für Schritt, wie Sie sich im Vorfeld auf die Operation vorbereiten, um optimal davon zu profitieren. Sie erhalten Einblicke in die Tage nach der Operation und wichtige Tipps, wie es dann weitergeht.

Auch die psychischen Auswirkungen einer Adipositas werden Sie kennenlernen. Schon die Krankheitsentstehung ist oft nicht das Phänomen eines Einzelnen, sondern liegt in einem Problem begründet, das über mehrere Generationen innerhalb der Familie weitergegeben wird. Als Arzt stört es mich umso mehr, wenn unsere Gesellschaft das äußere Erscheinungsbild von Menschen mit Adipositas überbewertet, weil sie leichter auffallen als Patienten mit beispielsweise Bluthochdruck oder anderen Erkrankungen, die man von außen nicht sehen kann.

Nahezu alle meine Patienten haben Erfahrungen mit Stigmatisierung, Mobbing in der Kindheit oder gut gemeinten Ratschlägen gemacht. All das kann zusätzlich auf das Gemüt schlagen oder resignieren lassen. Der Start zu einem Neuanfang bedeutet auch, dass alte Gewohnheiten auf den Prüfstand gestellt und der eigene Lebensstil von Grund auf überdacht werden muss. Hierzu gehören die Ernährungs- und Bewegungstherapie wie auch eine begleitende Verhaltenstherapie. Selbsthilfegruppen können zusätzlich helfen und unterstützen. Wie so eine Hilfe aussehen kann, erfahren Sie unter anderem auch durch zahlreiche Patientenberichte.

Vielleicht erfährt auch Ihr Leben mit der Adipositas-Operation eine große Wende. Nicht nur Ihre Kleidergröße wird sich verändern: „Dünner sein", das ist in ganz vielen Bereichen des Lebens anders. Wenn Sie sich dafür entscheiden, wird zwangsläufig viel Neues in Ihrem Alltag ausgelöst – ähnlich wie durch Drücken der Resettaste an einem Computer.

Ihre Krankheit ist mithilfe der OP beherrschbar. Das setzt bei vielen eine besondere Motivation frei: Schwung, den es zu nutzen gilt, um auch nach der OP erfolgreich am Ball zu bleiben und das Gewicht zu halten! Dieser Ratgeber soll Ihnen auf dieser Reise eine Gebrauchsanweisung, ein Arbeitsbuch und schnelles Nachschlagewerk sein. Er soll Sie unterstützen, nicht in alte Verhaltensmuster zurückzufallen, Ihre Fitness langfristig zu verbessern, Hürden in der Ernährung erfolgreich zu nehmen und auch mit speziellen Problemen gut zurechtzukommen. Ich wünsche Ihnen von Herzen viel Erfolg und die beste Gesundheit!

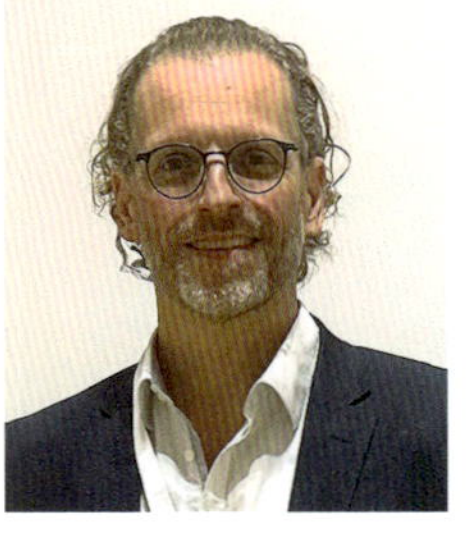

Ihr

Chefarzt RoMed Klinik Bad Aibling

Das Autorenteam stellt sich vor

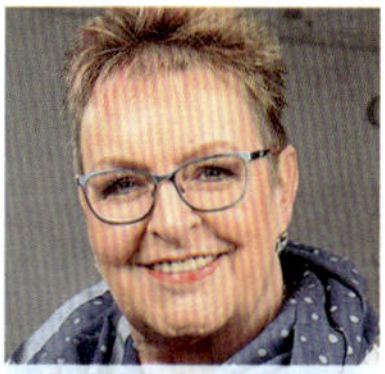

Brigitte Bakaus

Brigitte Bakaus ist seit 2012 Leiterin der Adipositas Selbsthilfegruppe Bad Aibling. 2010 wurde bei ihr eine Schlauchgastrektomie durchgeführt. Zwischen 2012 und 2014 folgten verschiedene Straffungsoperationen.

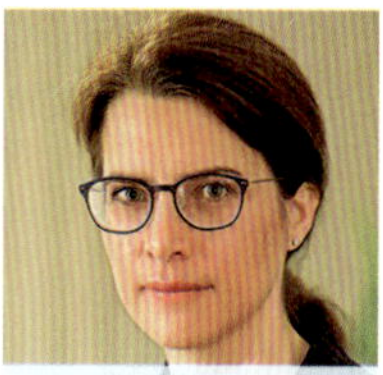

Margit Bauer

Dr. med. Margit Bauer ist Fachärztin für Viszeralchirurgie mit der Schwerpunktbezeichnung spezielle Viszeralchirurgie. Ihre Schwerpunkte liegen auf der chirurgischen Endoskopie und Minimalinvasiven Therapieverfahren sowie der Ernährungsmedizin. Sie ist Oberärztin im Adipositaszentrum der RoMed Klinik.

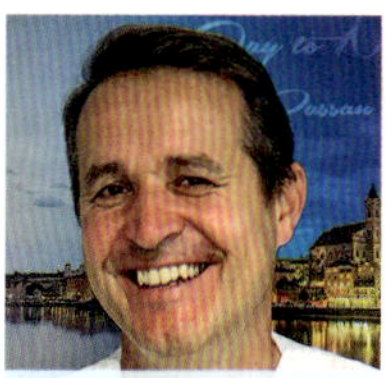

Klaus Erich Gerauer

Dr. med. Klaus Erich Gerauer ist Viszeralchirurg und Notfallmediziner mit der Schwerpunktbezeichnungen Viszeralchirurgie und Spezielle Viszeralchirurgie. Er ist Mitbegründer des Stoffwechselzentrums am Klinikum Passau, wo jährlich über 500 Adipositaspatienten behandelt und über 100 Operationen durchgeführt werden. Seit Jahren engagiert er sich in Adipositas Selbsthilfegruppen und ist Mitglied in zahlreichen Fachgesellschaften.

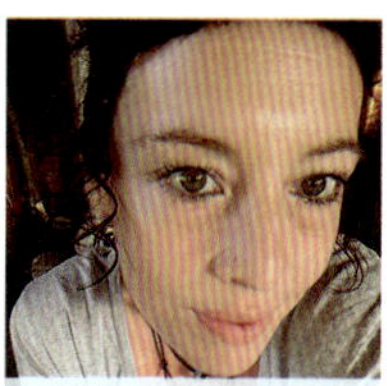

Elfie Kocher-Siebert

Elfie Kocher-Siebert ist examinierte Gesundheits- und Krankenpflegerin und beschäftigt sich seit Jahren als Betroffene mit der Erkrankung Adipositas. Sie ist Fachkoordinatorin für Adipositas an der RoMed Klinik und damit die zentrale Ansprechpartnerin für das Adipositaszentrum.

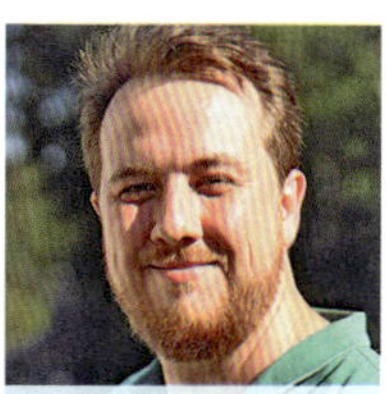

Pavel Kremer

Dr. Pavel Kremer MHBA ist Facharzt für Allgemein- und Viszeralchirurgie mit der Spezialisierung in Bariatrischer und Metabolischer Chirurgie. Seit 2021 ist er als Oberarzt im Adipositaszentrum der RoMed Klinik.

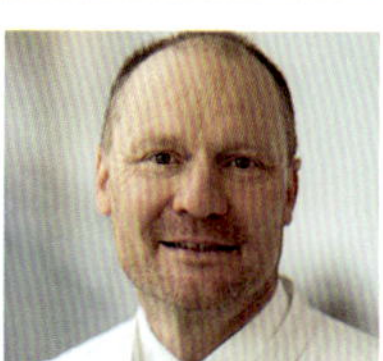

Stefan Langer

Univ. Prof. Dr. med. Stefan Langer ist Facharzt für Plastische und Ästhetische Chirurgie und Lehrstuhlinhaber für das Fach Plastische Chirurgie am Universitätsklinikum Leipzig. Neben seinen klinischen Schwerpunkten der Rekonstruktiven Mikrochirurgie, Brustchirurgie und der Geschlechtsanpassungen bei Transmenschen ist Stefan Langer Experte für Körperrekonstruktion nach massivem Gewichtsverlust.

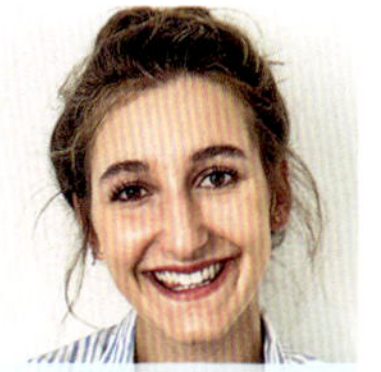

Franziska Laumer

Franziska Laumer ist Diätassistentin und hat sich beruflich auf das Thema Adipositas als Erkrankung spezialisiert. Sie kümmert sich um die ernährungstherapeutischen Aspekte und die Nachsorge im Adipositaszentrum der RoMed Klinik.

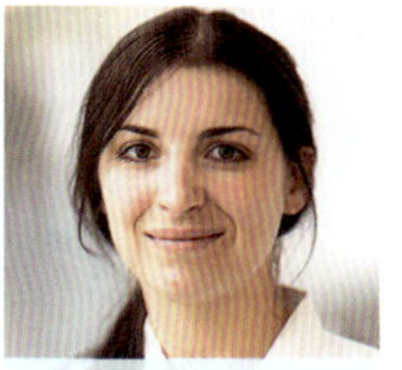

Yasmin Molter

Dr. med. Yasmin Molter ist Assistenzärztin am Universitätsklinikum Leipzig in der Abteilung für Plastische, Ästhetische und Spezielle Handchirurgie. Unter der Leitung von Stefan Langer ist sie mit der Betreuung von Patienten vor, während und nach der Körperrekonstruktion nach massivem Gewichtsverlust betraut.

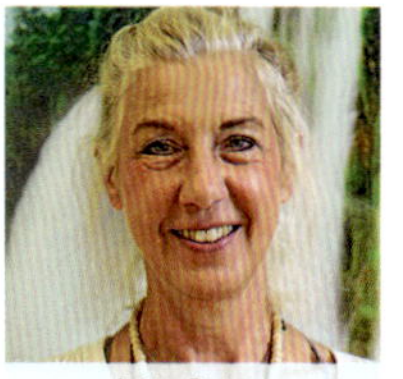

Jutta Peters

Dipl. oec. troph. Jutta Peters ist im Bereich der konservativen und operativen Behandlung der Adipositas tätig. Neben der Ernährungsmedizin engagiert sie sich in den Bereichen Ernährungs-, Verhaltens- und Ernährungspsychologie. Als ausgebildete Yogalehrerin ergänzt sie mit Yoga XXL die Bewegungstherapie durch die Vermittlung eines neuen Körpergefühls.

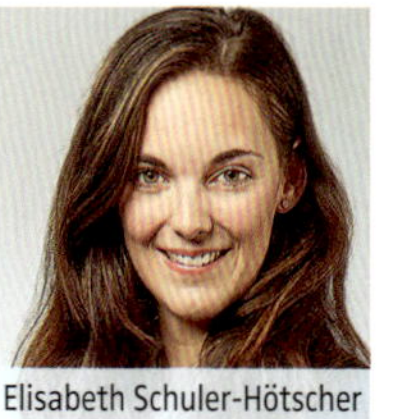

Elisabeth Schuler-Hötscher

Dr. med. Elisabeth Schuler-Hötscher ist Assistenzärztin am Adipositaszentrum der RoMed Klinik und engagiert sich als Stationsärztin in der Betreuung von Patienten rund um die bariatrische oder metabolische Operation. Sie ist in der Ausbildung zur Ernährungsmedizinerin.

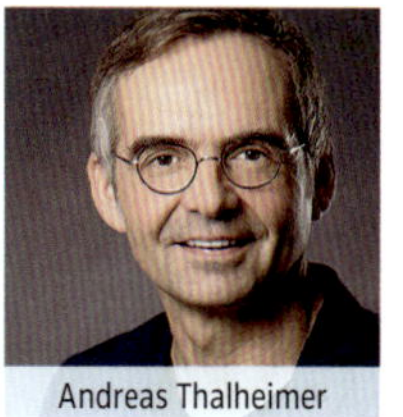

Andreas Thalheimer

PD Dr. med. Andreas Thalheimer ist Facharzt für Chirurgie mit den Schwerpunkten Viszeralchirurgie, spezielle Viszeralchirurgie und Gefäßchirurgie. Seit 2020 ist er stellvertretender Chefarzt am Department Chirurgie, Spital Männedorf, sowie OAmev im Department für Viszeral- und Transplantationschirurgie am Universitätsspital Zürich. Andreas Thalheimer ist Autor zahlreicher wissenschaftlicher Aufsätze zum Thema Adipositaschirurgie und gefragter Redner auf nationalen und internationalen Veranstaltungen.

ADIPOSITAS – EINE VIELSCHICHTIGE ERKRANKUNG

Früher galt Adipositas als selbst verschuldetes Problem. Sie werden im Folgenden sehen, dass Sie nichts dafürkönnen, wenn Sie aus der Adipositas nicht mehr rauskommen. Und auch der Weg in die Adipositas ja ist nicht beabsichtigt, es passiert einfach. Wir wissen heute, dass Adipositas nachvollziehbare Ursachen hat. In diesem Kapitel erfahren Sie, welche das sind, was beispielsweise Kopf- und Bauchhunger bedeutet und auch, warum das Abnehmen oft nicht gelingt. Die gute Nachricht: Sie sind nicht allein. Und wie bei jeder Krankheit dürfen Sie sich helfen lassen.

Die Krankheit Adipositas

Adipositas, aus dem Lateinischen übersetzt die Fettleibigkeit, ist eine chronische Krankheit. Das heißt auch: Sie sind definitiv nicht schuld, wenn Sie aus eigener Kraft nicht mehr abnehmen können – dass das nicht mehr geht, ist ja genau Teil dieser Krankheit. Lange ging man davon aus, dass eine Adipositas allein durch weniger Nahrungsaufnahme und mehr Sport heilbar sei.[1] Dem ist aber leider nicht so.

Wenn Sie sich an diesem Ratgeber orientieren, können Sie es dennoch schaffen, Ihr Gewicht in einen gesunden Bereich zu bringen oder nach einer Adipositas-Operation neu zu starten. Dies erfordert eine dauerhafte Veränderung des gesamten Lebensstils. Vor allem gilt es, die meist psychisch verankerten Ursachen – den Kopfhunger, den Sie in diesem Kapitel näher kennenlernen werden – nachhaltig zu behandeln, um die besten Ergebnisse in der Therapie mit und ohne Operation zu erzielen.

Adipositas ist ein Gesundheitsrisiko

Adipositas ist ein Risikofaktor für rund 78 Erkrankungen.

Kümmern wir uns zunächst um den Begriff der Adipositas als solches. Sie bezeichnet einen Zustand von Übergewichtigkeit, der über die normale Schwankungsbreite des Körpergewichts hinausgeht. Es handelt sich um eine Fettleibigkeit, die mit einem erhöhten Risiko für schwerwiegende Folgeerkrankungen verbunden ist. Das bedeutet: Mit jedem zusätzlichen Kilo nimmt das Risiko dafür zu. Außerdem steigt das Risiko, früher zu versterben.[2]

Bereits ab einem Body Mass Index (BMI, siehe Kasten) von 30 (Adipositas Grad I) ist die Lebenserwartung im Vergleich zu Menschen ohne Übergewicht verkürzt. Ein Beispiel: Ab dem 40. Lebensjahr ist die Lebenserwartung bei adipösen Männern um 4,2 Jahre und um 3,5 Jahre bei adipösen Frauen verkürzt. Ab einem BMI von 35 (Adipositas II) steigt das Risiko, vorzeitig zu versterben, deutlich an. Mit einem BMI über 40 (Adipositas Grad III) ist dieses Risiko gegenüber Normalgewicht sogar dreimal so groß. Alle weiteren fünf BMI-Punkte steigt das Risiko, vorzeitig zu versterben, um 32 Prozent.

Auf die Maßeinheit des BMI beziehen sich alle Handlungsempfehlungen (medizinische Leitlinien), die Ärzte und Patienten bei der Entscheidungsfindung für eine angemessene Behandlung unterstützen.

Body Mass Index (BMI)

Der Body Mass Index ist ein sehr übliches Maß zur Beurteilung der Körpermasse im Verhältnis zur Körpergröße und wird nach einer einfachen Formel berechnet: Körpergewicht in Kilogramm geteilt durch das Quadrat der Körpergröße in Metern.

Beispiel:
Körpergröße = 1,70 Meter
Gewicht = 90 Kilogramm
BMI = 31,1 (Adipositas Grad I)

Adipositas ist ein Risikofaktor für rund 78 Erkrankungen.[3] Bei zwölf dieser Erkrankungen handelt es sich um Krebsleiden (z. B. der Speiseröhre, Bauchspeicheldrüse, Leber, von Dickdarm, Brust, Prostata oder Nieren[4]). Besonders häufig finden sich Erkrankungen wie Diabetes mellitus Typ 2, hoher Blutdruck, Herzinfarkt oder Herzinsuffizienz, die Herzschwäche. Außerdem häufige Atemnot, Asthma, Krampfaderleiden oder immobilisierende Gelenkerkrankungen, die verhindern, dass eine reguläre sportliche Aktivität noch möglich ist. Oft kommt es auch zu Sodbrennen, wenn Magensäure in die Speiseröhre zurückfließt (Refluxkrankheit).

Bei Frauen kommt es durch die Adipositas oft zu einer eingeschränkten Fruchtbarkeit und ungewollter Kinderlosigkeit, ebenso kommt es bei adipösen Männern oft zu Impotenz bzw. Erektionsstörungen und ebenfalls zu Unfruchtbarkeit.

Adipositas erhöht das Risiko, vorzeitig zu versterben – mit jedem Kilo mehr steigt das Risiko für Folgeerkrankungen.

Wichtig: Es gibt einen deutlichen Unterschied zwischen Übergewicht und Adipositas. Übergewicht beginnt bezogen auf den BMI bei einem Wert von 25. Dennoch ist der BMI alleine nicht aussagekräftig, denn entscheidend ist immer der Fettgehalt im Körper. Auch liegen die einzelnen BMI-Grenzen beispielsweise bei Menschen asiatischer Herkunft grundsätzlich um 2,5 Punkte niedriger als in der Tabelle gezeigt. Auch spielt in der Beurteilung des Body Mass Index zwar bei Kindern das Alter und Geschlecht eine wesentliche Rolle, bei Erwachsenen ist der Einfluss des Alters jedoch weniger von Bedeutung. Hier gelten die folgenden Faustregeln:

Beurteilung des Body Mass Index BMI

	FRAUEN	MÄNNER
Untergewicht	BMI < 19	BMI < 20
Normalgewicht	BMI 19–24	BMI 20–25
Übergewicht	BMI 25–30	BMI 26–30
Adipositas	BMI > 30	BMI > 30

Adipositas ist nichts Neues

Tatsächlich ist die Adipositas keine Erfindung der Moderne, sondern bereits seit der Steinzeit bekannt. Eines der berühmtesten Zeugnisse menschlicher Kunst, die etwa 30.000 Jahre alte Skulptur der Venus von Willendorf aus kalkhaltigem Gestein, zeigt beispielsweise einen Frauenkörper in adipöser Form. Auch der berühmteste Arzt der Antike, Hippokrates von Kos (um 460–370 v. Chr.), erkannte, dass der plötzliche Tod viel häufiger bei adipösen Menschen vorkam und nur eine Lebensstiländerung hilfreich war, um mit der Erkrankung fertigwerden.[5]

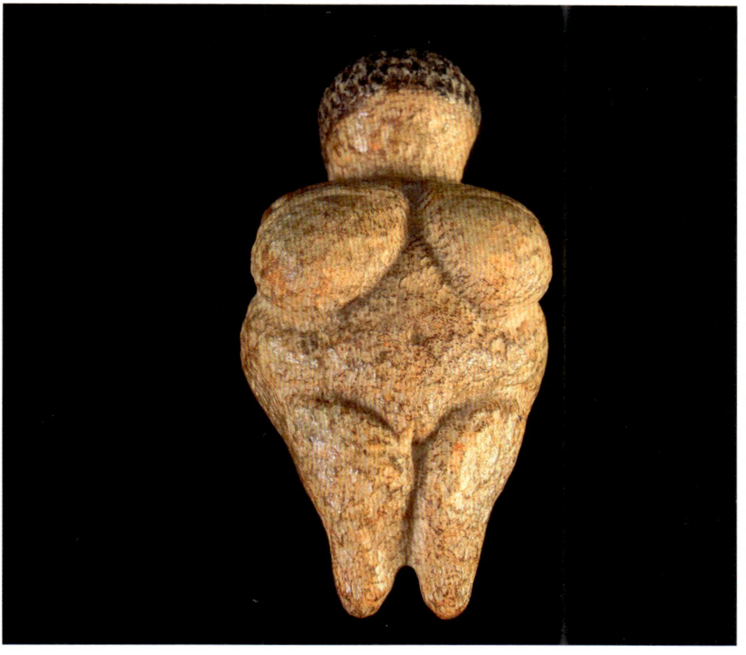

Schon die 30.000 Jahre alte Venus-Skulptur zeigte einen Frauenkörper in adipöser Form

Im Gegensatz zur Vorzeit verfügen wir über Nahrung im Überfluss. Eine hoch digitalisierte Welt macht es möglich, dass wir smart leben und uns ernähren können, ohne uns bewegen zu müssen. Im Gegenzug wird unsere Welt aber auch immer hektischer. Stress und zunehmender Leistungsdruck quer durch alle Generationen sind die Folge.

Seit 1975 hat sich die Anzahl der Menschen mit Adipositas weltweit verdreifacht. 39 Prozent der Erwachsenen sind inzwischen übergewichtig und 13 Prozent adipös. In den fortschrittlichsten Ländern dieser Welt – allen voran in den USA – ist die Adipositas am weitesten verbreitet: Heute leiden etwa 40 Prozent der Jugendlichen und Erwachsenen dort an Adipositas. In Deutschland sind es etwa 25 Prozent.[6] Die Weltgesundheitsorganisation (WHO) spricht von einem globalen chronischen Gesundheitsproblem, einer Epidemie. Besonders besorgniserregend:

Adipositas ist eine Krankheit und kein freiwillig, selbst gewählter Zustand!

Im Jahr 2020 waren bereits 39 Millionen Kinder unter fünf Jahren übergewichtig oder adipös.

Insgesamt lebt der Großteil der Weltbevölkerung in Ländern, in denen mehr Menschen an Übergewicht oder Adipositas versterben als an Untergewicht.[7] Damit verbindet sich für die Gesellschaft und die Medizin eine große Herausforderung, um so früh wie möglich zu verhindern, dass aus Übergewicht Adipositas wird.

Kopfhunger: Auslöser der Adipositas

In der erfolgreichen Adipositastherapie spielt das Erkennen der Ursachen eine entscheidende Rolle. Viele Auslöser finden sich auf Ebene der Psyche, die unser Verhalten bestimmt. Wir sprechen bei uns im Adipositaszentrum auch vom Kopfhunger.

Kaum eine Erkrankung ist mit so vielen Vorurteilen behaftet, insbesondere mit dem vermeintlichen Wissen vieler Menschen im Umfeld, wie starkes Übergewicht ganz einfach verschwinden kann. Die Sichtbarkeit Ihrer Adipositas führt vielleicht auch bei Ihnen zu endlosen gut gemeinten Ratschlägen, aber leider auch zu Stigmatisierung, Mobbing oder Ausgrenzung.

Vielleicht haben Sie, wie die allermeisten stark übergewichtigen Menschen, diverse Diätversuche hinter sich. Sie haben kurze und kleine Erfolge gefeiert, aber auch entsprechend viele Enttäuschungen durchlebt. Diäten, die bei normalgewichtigen Menschen Pfunde durchaus wegschmelzen lassen, bewirken bei der Adipositas auf längere Sicht oft nur eine erneute Gewichtszunahme, an der Krankheit selbst ändern sie jedoch nichts. Der Grund ist, dass es nicht die eine Ursache dafür gibt, dass aus Übergewicht eine Adipositas wird. Jede Geschichte – auch Ihre persönliche – ist einzigartig.

Nahrung kann Trost sein. Sie kann Kraft geben und das Gefühl vermitteln, belohnt zu werden, um nur ein Beispiel zu nennen. Aber wir dürfen nicht unterschätzen, dass es auch versteckte Kalorien gibt, die wir unbewusst zu uns nehmen. Limonade, Cola oder Bier enthalten z. B. oft unglaubliche Mengen an Zucker. Und dies ist nur ein Beispiel. Jeder von uns weiß, dass Brokkoli gesünder als Pizza ist, aber wofür entscheiden wir uns, wenn wir die Wahl haben? Die schnelle Entscheidung ist nicht immer die beste.

Versuchungen widerstehen fällt schwer

Wie wir uns entscheiden, haben wir uns im Laufe unseres Lebens angeeignet. Viele fragen sich, warum sich die einen sehr viel schneller für ein kurzfristiges Glücksgefühl entscheiden und andere das angestrebte Ziel immer klar vor Augen haben können. Die Entscheidung, einer Versuchung zu widerstehen und durchzuhalten, fällt adipösen Menschen besonders schwer. Warum ist das so?

Unser Verhalten wird bestimmt durch die Entscheidungen, die wir treffen: Werden wir schwach beim kurzen Vergnügen oder halten wir durch?

Sich bewusst für oder gegen etwas zu entscheiden, ist ein wesentlicher Bestandteil unseres täglichen Lebens. Es ist anstrengend und kostet Energie. Die aktive Entscheidung passiert in einem eigenen Teil unseres Gehirns, dem präfrontalen Cortex. Sich aktiv zu entscheiden heißt, dass Sie das, was Sie sich vorgenommen haben, auch tatsächlich tun.

Im Alltag entscheidet sich jedoch kaum jemand ständig aktiv für jede Kleinigkeit. Wenn wir alltägliche Dinge tun, dann tun wir vieles aus Gewohnheit. Das ist einfach und nicht so anstrengend. Diese Art einer automatischen Entscheidung findet wiederum in einem ganz anderen Teil unseres Gehirns, den Basalganglien statt. Wenn wir diese automatischen Entscheidungen treffen, sagen wir uns, so sind wir halt.

Ein Beispiel: Stellen Sie sich vor, Sie stehen vor dem Kühlschrank. Wie entscheiden Sie sich? Wenn Sie aus Gewohnheit entscheiden, dann machen Sie es so, wie Sie es immer getan haben. Der Kühlschrank ist lediglich ein Reiz, auf den Sie reagieren:

Sie greifen also aus Gewohnheit hinein. Oder auch zu einer Chipstüte oder Süßkram. Die kurzfristige Belohnung für diese Entscheidung ist das gute Gefühl, etwas gegessen zu haben. Die Lust hat die Oberhand gewonnen, auch wenn Sie eigentlich noch gar nicht richtig hungrig waren. Setzen Sie dieser gewohnten Entscheidung nichts entgegen, können Sie auch das Ziel nicht erreichen, Gewicht zu verlieren.

Wissenschaftliche Untersuchungen konnten zeigen, dass bei Menschen mit Adipositas jene gewohnheitsmäßige Entscheidung aus Lust stärker ausgeprägt ist als bei Menschen ohne Adipositas, was mit bestimmten Botenstoffen im Gehirn zu tun hat. Es ist also ein Teil der Erkrankung, wenn Sie aus eigener Kraft Ihr Verhalten nicht ändern können.

Bei Menschen mit Adipositas unterscheidet sich also das, was sie erreichen wollen, von dem, was sie tatsächlich tun. In der Medizin nennen wir das eine Entkopplung von Motivation und tatsächlichem Verhalten. Das Ziel, beispielsweise bewusst jeden Tag zu kontrollieren, was Sie essen, wird also nicht erreicht. Diäten sind damit zum Scheitern verurteilt!

Die gute Nachricht: Sie können lernen, sich aktiv und bewusst zu entscheiden, Ihr Verhalten zu kontrollieren und auch das neu erlernte Verhalten zur guten Gewohnheit zu machen. Während eines solchen Lernprozesses denken Sie an die Konsequenz. Sie handeln aus Überzeugung und besserem Wissen. Wenn Sie dann den Kühlschrank aufmachen und etwas Leckeres entdecken, entscheiden Sie sich dagegen, sofort zuzugreifen, weil Sie zwar Appetit, aber noch gar nicht richtig Hunger haben. Man könnte sagen, Sie entwickeln ein Gefühl der Achtsamkeit für Ihre Bedürfnisse.

Achtsamkeit zu lernen, benötigt Zeit und einen Trainer. Sie lernen in der ganzheitlichen multimodalen Therapie (siehe Seite 36) Techniken, wie Sie Ihr Verhalten positiv verändern können. Nach einer Adipositas-Operation wird es Ihnen leichter fallen,

Ihre guten Vorsätze weiter zu verwirklichen, da sich durch die Gewichtsabnahme nach der OP auch bestimmte Botenstoffe im Gehirn verändern.

Stressessen fördert das Übergewicht

Eine der wichtigsten Ursachen, wenn es ums Essen und Zunehmen geht, ist die Antwort auf die Frage: Wie reagieren wir auf Stress? Stress hemmt uns darin, aktiv bewusste Entscheidungen zu treffen. Wir verhalten uns unter Stress viel weniger bewusst, und die Gewohnheiten dominieren. Das ist auch wissenschaftlich nachgewiesen. Wenn Sie es gewohnt sind, sich ungesund zu verhalten, wenn Sie unter Strom stehen, dann haben Sie also in der Regel nur wenige Chancen gegen die schlechten Gewohnheiten.

> Eine der wichtigsten Fragen, wenn es ums Zunehmen geht, ist: Wie reagieren wir auf Stress?

Sich zum Beispiel als Trost für einen überquellenden Schreibtisch etwas zu gönnen, hat nichts mit der Bewältigung des eigentlichen Problems zu tun. Vielmehr schafft man sich ein zweites – dies gilt für Süßkram ebenso wie für Alkohol: Beides fördert Übergewicht. Bei Ärger oder Stress zu essen, kann sich zwar beruhigend oder stärkend anfühlen, doch hilft diese Maßnahme nur vorübergehend. Problematisch wird die Bewältigung von Stress durch Essen, wenn Nahrung dauerhaft genutzt wird, um großen inneren Druck loszuwerden. Es besteht irgendwann eine Abhängigkeit von der tröstenden Substanz, z. B. dem Schokoriegel.

Viele Menschen sind so programmiert, dass sie in der Regel kurzfristige Belohnungen viel attraktiver finden als eine Belohnung in der Zukunft. Bei Menschen mit Adipositas ist das besonders ausgeprägt. Weil hier eine tiefenpsychologische Behandlung helfen kann, ist diese eine sehr sinnvolle Ergänzung zur multimodalen Therapie, die ich Ihnen ab Seite 36 vorstellen werde.

Ein weiterer Lösungsweg: Wer sich in Ruhe und Gelassenheit übt, ist widerstandsfähiger gegen Stress. Vielleicht haben Sie in diesem Zusammenhang auch schon einmal den Begriff der Resilienz gehört, er meint genau jene Widerstandsfähigkeit im Alltag. Die gute Nachricht: Resilienz kann jeder erlernen.

Emotionaler Stress verstärkt schlechte Gewohnheiten.

Nicht immer kommt Stress von außen. Manchmal sind es auch Gedanken, Erlebnisse oder innerliche Vorstellungen, die uns aus dem Gleichgewicht bringen. Wer spürt, dass hier Bedarf zur Handlung besteht, sollte keine Scheu haben, sich an einen Psychotherapeuten zu wenden.

Gelegentlich ist Stress auch hausgemacht: Wir haben zu hohe Erwartungen an uns selbst oder alte Glaubenssätze behindern unser alltägliches Tun. Ein typisches Beispiel: „Ich muss perfekt sein." Wer als perfekte Mutter mit einem funktionierenden Haushalt und auch im Job glänzen möchte, stößt automatisch irgendwann an seine Grenzen. Um solche innerlich verankerten Glaubenssätze positiv umzuformulieren, kann eine Psychotherapie hilfreich sein.

Jahrelange Überforderungen führen nicht nur häufig zu Energielosigkeit und Übergewicht, sondern auch zu einem Burn-out. Kraftlosigkeit und das Gefühl, ausgebrannt zu sein, stellen sich ein. Hier ist dringend therapeutische Hilfe angesagt. Bei kleinen Stressoren im Alltag können Sie sich bewusst fragen, was ist heute wirklich nötig und welche Arbeiten kann ich verschieben? Alleine sich klar vor Augen zu führen, dass manchmal weniger mehr ist, kann vieles positiv verändern.

Fehlende Achtsamkeit und Wertschätzung

Wie essen Sie? Dies ist eine entscheidende Frage. Hierbei spielt erneut der Aspekt der Achtsamkeit eine wichtige Rolle und ob Sie sich zum Beispiel Zeit für Ihre Mahlzeiten nehmen. Die Antwort werden Sie selbst am besten kennen und wissen, ob und was in dieser Hinsicht bislang falsch gelaufen ist. Etwas, das Sie zwar vielleicht wahrgenommen haben, aber bisher einfach nicht ändern konnten.

Ihnen ist völlig klar, dass übermäßige Kalorienzufuhr das Problem der Adipositas verstärkt. Auch die fehlende Anerkennung und Wertschätzung durch Ihre Mitmenschen haben etwas mit der Adipositas zu tun. Die Konsequenzen eines ungesunden Essverhaltens sind das negative Feedback Ihrer Mitmenschen, gut gemeinte Ratschläge, Ausgrenzung oder Stigmatisierung. Mit der Zeit entwickelt man jedoch oft eine Unempfindlichkeit gegen diese negativen Konsequenzen.

Sind wir uns nichts wert, dann werden wir auch unempfindlich gegenüber negativen Konsequenzen der Adipositas.[10]

Es geht also nicht nur darum, was wir essen, sondern auch wie wir es essen. Wie wir uns darauf vorbereiten, spiegelt nämlich auch wider, wie viel wir uns wert sind. Die Fähigkeit, sich selbst wieder spüren zu lernen, wird Sie darin befördern, sich wertvoll zu fühlen. Das hat natürlich auch damit zu tun, dass Sie sich akzeptieren können, wie Sie sind. Und damit, dass Sie Ihre Pläne konsequent umsetzen, wenn Sie etwas erreichen wollen.

Negative Einflüsse von außen

Wie bereits erläutert, hat die Art, wie und welche Mengen wir essen, auch etwas mit unserem Umfeld und damit unserer Erziehung und dem sozialen Hintergrund zu tun. In der asiatischen Kultur ist es beispielsweise ein Zeichen großer Wertschätzung, wenn man den Teller nicht leer isst. Es bedeutet: „Vielen Dank, es war mehr als genug Essen da." Anders bei uns, da fragt man eher: „Hat es dir etwa nicht geschmeckt?" Den Teller nicht leer zu essen, kommt in unserem Kulturkreis also eher einer Beleidigung des Gastgebers gleich. Folglich essen wir brav auf – auch wenn wir schon längst satt sind. Sie kennen sicher den Spruch: „Was auf den Tisch kommt, wird gegessen!"

Was und wie viel wir essen, hat auch kulturelle Gründe.

In den verschiedenen Kulturen hat man einen unterschiedlichen Bezug zur Nahrung. Die genannten Aussagen zeigen deutlich, dass nicht nur unser eigener Hunger bestimmt, was wir zu uns nehmen. Sie bemerken vielleicht auch, wie sehr das Essen äußeren Einflüssen unterliegt. Wenn Sie sich in einer Gesellschaft bzw. innerhalb einer bestimmten Gruppe nicht angemessen benehmen (z. B. auf einer Party), kann das zu enormer Scham, Schuld- oder Versagensgefühlen führen. Vielleicht kennen Sie auch das Gefühl, im Boden zu versinken oder sich als stark Übergewichtiger gar nicht zu trauen, in der Öffentlichkeit zu essen – geschweige denn, auf eine Feier zu gehen.

Sie dürfen und können jedoch lernen, mit Ihrem Umfeld zurechtzukommen und unempfindlicher gegen negative äußere Einflüsse zu werden, damit diese Sie nicht mehr aus der Bahn werfen. Um langfristig abzunehmen, müssen Sie eine Lebensumstellung erreichen, die Sie dann auch lebenslang beibehalten, nicht nur ein paar Monate. Die Operation hilft Ihnen dabei auf vielen Wegen, dennoch kann sie Ihnen nicht Ihre aktive Mithilfe ersparen. Ich weiß, das klingt zunächst nach viel Arbeit und einer großen Anstrengung. Aber das unterscheidet eine Diät von der echten Chance auf einen Neuanfang.

Also: Schaffen Sie es, Ihre Gewohnheiten so umzustellen, dass Sie genug, aber weniger essen, sich ausreichend bewegen und insgesamt Ihr Leben umfassend umstellen? Wenn Sie diese Frage ehrlich beantworten, werden Sie vielleicht feststellen, dass es kein leichter Weg ist. Doch Sie dürfen sich auf diesem Weg professionell begleiten und helfen lassen! Mehr dazu werden Sie im zweiten Kapitel erfahren.

Schnelllebigkeit und die Foodindustrie

Wir greifen instinktiv zu Produkten, die wir in der Werbung gesehen haben. Ballaststoffreiche und frische Lebensmittel werden weniger beworben, weil sich mit ihnen nicht so viel Geld verdienen lässt. Häufig sind es kalorienreiche Fertigprodukte, die auch noch viel schneller und leichter zuzubereiten sind als frische Waren – das meinen jedenfalls viele.

Wir greifen instinktiv zu Produkten, die wir in der Werbung gesehen haben.

Auch Getränke spielen beim Thema Übergewicht eine immer größere Rolle. Wir sind es gewohnt, dass sie süß sein müssen, und haben uns an den Geschmack von Limonade und Co. gewöhnt. Die im Supermarkt angebotenen hochkonzentrierten Säfte enthalten zwar mitunter Vitamine, aber eben auch unglaublich viel Zucker. Selbst Kaffee gibt es vorgesüßt aus der Dose im Kühlregal. Wie bei Fast Food, werden auch bei den Getränken die Portionen immer größer, mit der Folge, dass wir immer mehr Kalorien über gezuckerte Getränke zu uns nehmen.

Wie oft ertappen Sie sich selbst dabei, dass Sie eigentlich ungesund oder zwischen Tür und Angel essen, weil Sie unter Zeitdruck stehen? Wir leben in einer von der Gesellschaft beschleunigten Welt. Und oft fehlt die nötige Zeit und Ruhe, Mahlzeiten zuzubereiten und auch mit Genuss zu sich zu nehmen.[10] In Deutschland kochen lediglich 24 Prozent der männlichen Singles fast täglich, nahezu 18 Prozent kochen nie. Die gekochte Mahlzeit wird ersetzt durch kohlenhydratreiche Lebensmittel bzw. Fast Food oder künstlich haltbar gemachte Produkte aus dem Supermarkt. Beides ist schlecht für das Darmmikrobiom und ersetzt nicht die in Ruhe, frisch zubereitete und ausgewogene Ernährung. Im zweiten Kapitel wird es deswegen u. a. im Abschnitt Ernährungstherapie darum gehen, wie wir lernen können, wieder eine gesunde Nahrung in den Tagesplan einzubauen.

Weitere Ursachen der krankhaften Adipositas

Ursache für eine Adipositas kann auch eine genetische Veranlagung sein. Die Gene selbst sind allerdings nur in fünf Prozent aller Fälle ausschließlich für die Adipositas verantwortlich. Auch eine sekundäre Adipositas ist denkbar, das bedeutet, dass eine andere Grunderkrankung zu starkem Übergewicht geführt hat.

Beispiele für eine sekundäre Adipositas ist eine Unterfunktion der Schilddrüse: Die Schilddrüsenhormone im menschlichen Körper sorgen für einen hohen Energieverbrauch, machen also praktisch wach und dünn. Bei einer Unterfunktion der Schilddrüse, Hypothyreose genannt, fehlen diese regulierenden Komponenten und der sinkende Energieverbrauch hat eine Gewichtszunahme zur Folge. Typisch für Menschen mit Hypothyreose ist große Müdigkeit und das Gefühl, ständig schlafen zu können. Auch bei einer chronisch anhaltenden Entzündung der Schilddrüse (Hashimotokrankheit) entwickelt sich oft eine Schilddrüsenunterfunktion. Bei den Nebennieren ist es umgekehrt: Hier kann ein Überschuss an dem bekannten Stresshormon Cortisol für eine Stammfettsucht des Rumpfes mit Stiernacken bei vergleichsweise schlanken Gliedmaßen sorgen. Auch bei dieser Cushingkrankheit kommt es zu einer raschen Gewichtszunahme. Wenngleich diese Erkrankungen selten sind, muss vor Therapiebeginn immer eine sekundäre Adipositas ausgeschlossen werden, weil ansonsten gegebenenfalls falsch behandelt wird.

Nicht zuletzt gibt es eine ganze Reihe an Medikamenten, bei denen eine Gewichtszunahme zu den Nebenwirkungen gehören kann. Das gilt in der Regel nicht für die Einmalgabe bzw. eine kurzfristige Einnahme, aber wenn Medikamente dauerhaft eingenommen werden müssen.

Gewichtszunahme durch Medikamente

WIRKSTOFFGRUPPE	WIRKUNG AUF DEN STOFFWECHSEL
Antibiotika	verändern die Darmflora (Darmmikrobiom)
Antidiabetika zur Behandlung eines Diabetes	Insulin hemmt die Fettverbrennung (andere Präparate machen eher schlank)
Antiepileptika zur Behandlung von Epilepsie	können den Appetit steigern
Betablocker zur Blutdrucksenkung	können müde machen und den Energie- bzw. Kalorienverbrauch verringern
Hormonpräparate	in älteren Antibabypillen kann der Östrogenanteil eine Gewichtszunahme fördern
Schilddrüsenmedikamente	können den Energie- bzw. Kalorienverbrauch reduzieren
Kortison	kann den Appetit steigern und den Energieverbrauch reduzieren
Antidepressiva	können den Appetit auf Süßes steigern und den Energie- bzw. Kalorienverbrauch reduzieren

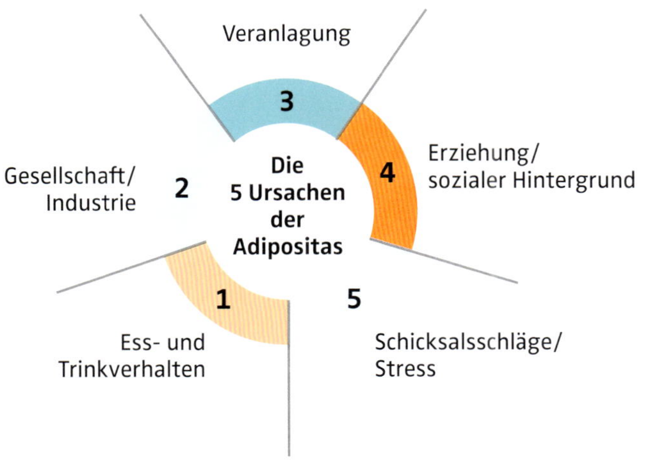

Die Entstehung einer Adipositas hat immer unterschiedliche Gründe

Bauchhunger: Wenn Übergewicht zur Krankheit wird

Unter Bauchhunger werden alle Veränderungen des Körpers zusammengefasst, die es einem schwer machen, Gewicht abzunehmen.

Nachdem Sie wichtige Ursachen kennengelernt haben, möchte ich jetzt unter dem Begriff Bauchhunger alle Veränderung des Körpers zusammenfassen, die dazu führen, dass Sie sich schwertun, Gewicht abzunehmen, wenn die Schwelle zur Adipositas erst einmal überschritten wurde. Verantwortlich dafür ist die Tatsache, dass es in der adipösen Situation nachweisbar zu Veränderungen der Hormone, der Darmflora bzw. des Darmmikrobioms und des Erbgutes kommt. Diese sorgen dafür, dass Sie automatisch immer weiter zunehmen – so sehr Sie sich auch bemühen, abzunehmen.

Ein Beispiel: Kalorien, die Sie essen, werden von Ihrem Körper besser verwertet. Das heißt, die Veränderung im Stoffwechsel adipöser Menschen ist ein Kalorienmagnet. Selbst wenn Sie es schaffen, auf einen normalen BMI zurückzukehren (siehe Seite 13), werden Sie deswegen im Vergleich mit jemandem, der Normalgewicht hat, nur halb so viele Kalorien zu sich nehmen dürfen, um Ihr Gewicht zu halten. Das klingt gemein, ist aber darauf zurückzuführen, dass sich der Körper bezogen auf die angesprochenen Hormone, Darmbakterien und das Erbgut umgestellt hat.

Hintergrund ist, dass der Köper immer sein Maximalgewicht anstrebt – ganz gleich, wie sehr Sie sich durch Ernährungsumstellung, Diäten und Sport auch abmühen. Mit anderen Worten: Der kleinste Fehler, das geringste Nachlassen der Disziplin führt sofort dazu, dass Sie wieder zunehmen.

Sie kennen vielleicht das Gefühl: Man diszipliniert sich wochenlang, um abzunehmen. Dann kommt eine Familienfeier, bei der man nicht als Spielverderber dastehen will, und schon hat man wieder zugenommen. Gegenwärtig geht man in der Tat davon aus, dass ein einziger Fehlgriff ausreichen kann, um das Zielgewicht des Organismus wieder nach oben zu regulieren.

Hormone außer Balance

Hunger, genau genommen Bauchhunger, ist einer unserer stärksten Triebe. Unser Körper sorgt mit Hunger dafür, dass wir essen, wenn wir Energie benötigen. Eine willentliche Beeinflussung des Umgangs mit dem Hungergefühl scheint dabei nur begrenzt möglich zu sein, denn Darm und Gehirn kommunizieren auf eine ganz eigene Weise miteinander. In diesem Zusammenhang wurde der Begriff der Darm-Gehirn-Achse geprägt. Inzwischen ist bekannt, dass dabei auch das Mikrobiom – die Gesamtheit der Mikroorganismen des Darms – eine Rolle spielt, sodass man auch von der Darm-Gehirn-Mikrobiom-Achse sprechen könnte.

Und so unglaublich es auch klingen mag, viele Kommunikationswege zwischen Darm und Hirn spielen nicht nur bei der Regulation der Darmtätigkeit, des Appetits, von Essverhalten und Ernährungsgewohnheiten[9] eine Rolle. Sie scheinen auch an verschiedenen Erkrankungen beteiligt zu sein. So konnte in Studien z. B. gezeigt werden, dass man mit der Darmflora depressiver Menschen Depressionen auf zuvor gesunde Mäuse übertragen konnte.

Die Signale der Darm-Gehirn-Achse beginnen bereits, bevor Essen unseren Mund überhaupt erreicht. Sie werden ebenfalls über Botenstoffe vermittelt und durch appetitanregende Gerüche, den Anblick der Nahrung oder auch bestimmte Geräusche ausgelöst. Alle diese Signale bereiten den Körper innerlich auf die Nahrungsaufnahme vor.

Hormone halten unser Hungergefühl und damit auch das Gewicht in Balance. Lassen Sie uns das als die Regulation des Bauchhungers bezeichnen. Dafür gibt es Hormone aus unterschiedlichen Organen oder Geweben im Körper. Darunter Hormone aus dem Fettgewebe (Adipokine) wie das Leptin, aus Magen und Darm (Inkretine) wie das GLP-1, Hormone der Bauchspeicheldrüse (Insulin) und aus dem Muskelgewebe (Myokine). Die vier wichtigsten Hormone der Darm-Gehirn-Achse möchte ich Ihnen näher vorstellen:

> Hormone halten das Hungergefühl und damit das Gewicht in Balance.

Leptin Das Fettgewebshormon sorgt dafür, dass ein übermäßiger Aufbau von Fettgewebe vermieden wird. Es wird in den Fettzellen gebildet: Mit der Zunahme des Fettvorrates im Körper steigt der Leptinspiegel und signalisiert: „Es ist genug Reserve aufgebaut, du musst keine zusätzliche Nahrung mehr aufnehmen.“ Umgekehrt löst ein niedriger Leptinspiegel die Hungerbremse und signalisiert: „Es ist Zeit, etwas zu essen, du brauchst Energie!”

Ghrelin Der auch als Hungerhormon bezeichnete Botenstoff wird vor allem im Magen produziert, steigert den Appetit und signalisiert dem Gehirn, dass es Zeit ist, zu essen. Während einer Diät oder beim Fasten steigt der Ghrelinspiegel deutlich an und könnte für den bekannten Jo-Jo-Effekt verantwortlich sein. Ghrelin macht aber nicht nur hungrig, sondern fördert auch die Fetteinspeicherung.

PYY und GLP-1 Neben Leptin und Ghrelin gibt es die beiden kurz wirksamen Sättigungshormone PYY und GLP-1. Beide werden durch Nahrungsaufnahme in das Blut ausgeschüttet und bewirken ein wohliges Sättigungsgefühl: Sie sind bereits ca. zehn Minuten nach Beginn einer Mahlzeit messbar und erreichen nach rund 20 Minuten ihr Maximum. Dies ist auch der Grund, warum wir bei langsamem Verzehr schon kleinerer Nahrungsmengen ebenso satt und zufrieden sein können wie bei rascher Aufnahme von größeren Mengen Fast Food. Nach etwa 60 Minuten sinkt der Blutspiegel von PYY und GLP-1 wieder. Das ist oft der Zeitpunkt, zu dem wir Appetit auf ein Dessert bekommen.

Die Hormone halten unser Hungergefühl und damit auch unser Gewicht in der Balance.

Bei der Adipositas geraten die Hormone der Darm-Hirn-Achse allerdings aus dem Gleichgewicht. Deswegen können Sie sich auf Ihr Hungergefühl nicht mehr verlassen. Es leitet Sie sogar in die falsche Richtung, Sie haben immer mehr Hunger und werden trotz großer Essensmengen nicht satt.

Es gibt eine Schwelle, ab der die Regulation des Bauchhungers nicht mehr richtig funktioniert. Besonders problematisch ist es, wenn ein hoher BMI (siehe Seite 13) mit einem hohen Körperfettanteil verbunden ist. Ich erwähne dies noch einmal ausdrücklich, weil es auch Menschen mit einem hohen Muskelmasseanteil gibt (z. B. Bodybuilder), die einen hohen BMI haben, aber nicht adipös sind. Muskelmasse ist sogar der beste Energieverbraucher, der selbst in Ruhe auf dem Sofa viele Kalorien verbraucht. Dennoch: Die angesprochene Schwelle zur krankhaften Adipositas liegt im Durchschnitt bei einem BMI von etwa 30. Ab dieser Schwelle sind die beschriebenen hormonellen Regelkreise verstellt und funktionieren nicht mehr wie gewünscht.

Teufelskreis: Der Bauchhunger verselbstständigt sich bei der Adipositas.

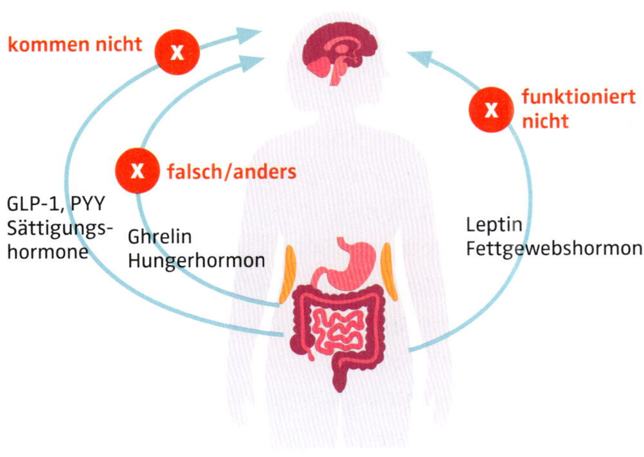

Die drei wichtigsten Adipositas-relevanten Hormone der Darm-Gehirn-Achse

Ein dick machendes Mikrobiom

Neben den Hormonen, die den Bauchhunger beeinflussen, gibt es wie erwähnt auch das Darmmikrobiom. Es beschreibt die sogenannte Darmflora, also alle Mikroorganismen, die in unserem Verdauungstrakt zu finden sind. Es handelt sich dabei um zehn bis 100 Billionen Mikroorganismen (eine Billion sind 1.000 Milliarden, also eine Eins mit zwölf Nullen!), mit denen wir gut zusammenleben und die uns vielfältig beeinflussen.

Welche Mikroorganismen im Darm sitzen, ist individuell stark abhängig davon, was wir essen. Man kann sein eigenes Mikrobiom über die Ernährung beeinflussen. Untersuchungen an 11.000 Probanden konnten beispielsweise zeigen, dass sich eine abwechslungsreiche ballaststoffreiche, pflanzliche Kost positiv auswirkt. Gleiches gilt für fermentierte Lebensmittel wie Sauerkraut. Andersherum wissen wir aus der Adipositasforschung, dass Fertignahrung mit z. B. Stabilisatoren und anderen chemischen Zusätzen dick machende Mikroorganismen fördert.

Grundsätzlich lassen sich drei Mikrobiomtypen unterscheiden:

- Typ I isst meist viel Fleisch und neigt zu Übergewicht. Hier dominiert in der Regel der Bakterienstamm Bacteroides.
- Typ II ist in der Regel ein Vegetarier oder Veganer, der sich sehr kohlenhydratreich ernährt. Demnach dominieren Prevotellabakterien, die Eiweiß und Zucker abbauen.
- Beim häufigsten Mikrobiomtypus, dem Typ III, dominieren Ruminococcusbakterien, die vor allem Zucker und Schleimstoffe abbauen.

Die Art der Ernährung beeinflusst also das Mikrobiom. Die Bakterien helfen uns, Nahrung zu verdauen und stellen selbst essenzielle Nährstoffe aus der Nahrung her. So produziert das Mikrobiom beispielsweise aus unverdaulichen Ballaststoffen kurzkettige Fettsäuren und Vitamine (z. B. Vitamin B12 und K). Einige Darmbakterien können auch giftige Substanzen wie Nitrosamine neutralisieren. Darüber hinaus bedeckt das Mikrobiom die unglaublich große Oberfläche unseres Darms (300 bis 500 Quadratmeter) und verhindert so, dass sich krank machende Keime ausbreiten. Spezielle, vom Mikrobiom ausgehende Signale trainieren das sogenannte darmassoziierte Immunsystem.

Kennen Sie den Film "Super Size Me", eine Doku des US-Regisseurs Morgan Spurlock, das McDonald's und andere Fast-Food-Ketten kritisiert und deren Produkte als wichtige Ursache für das in den USA weit verbreitete starke Übergewicht darstellt? Wir wissen: Da ist was dran.

Überträgt man das Mikrobiom von dicken Mäusen auf dünne Mäuse, werden diese ebenfalls dick. Und inzwischen wissen wir, das gilt auch für den Menschen, denn: Das Mikrobiom von adipösen Menschen unterscheidet sich in der Zusammensetzung völlig vom Darmmikrobiom schlanker Menschen. Es gibt sogar Hinweise darauf, dass eine Stuhlübertragung von einem schlanken auf einen adipösen Menschen eine Gewichtsabnahme bewirken kann. Allerdings scheint der Effekt nur dann einzutreten, wenn der Empfänger seine Ernährungsgewohnheiten umstellt.

Veränderungen der Epigenetik

Hinsichtlich der genetischen Veranlagung wird es besonders interessant, wenn ich Ihnen sage, dass es in den USA einen Indianerstamm gibt – die Pima Indianer –, der es in wenigen Generationen geschafft hat, dass ein Großteil der Kinder bereits adipös auf die Welt kommt. Das Phänomen ist inzwischen gut erforscht: Ab einem BMI von 30 verändert sich das Erbgut – und zwar der Teil, der auf Umwelteinflüsse reagiert, er wird in der Wissenschaft Epigenetik genannt. Das wiederum hat Auswirkungen auf unsere Nachkommen. Die Wahrscheinlichkeit, dass ein Kind adipös wird, liegt bei 25 bis 50 Prozent, wenn ein Elternteil adipös ist, und bei 75 Prozent(!), wenn beide Eltern adipös sind.

Bei Adipositas bewirkt die Veränderung im Erbgut (Genetic ResettingTM), dass der Gleichgewichtspunkt verschoben wird.

Schuld ist, dass unser Körper perfekt darauf abgestimmt ist, das beschriebene Gleichgewicht zwischen Energieaufnahme und Energieverbrauch zu halten. Diese Einrichtung der Natur führt dazu, dass jeder Mensch automatisch im normalen Gewichtsbereich mal etwas rauf- und runterpendelt, aber dabei nicht zu dünn oder zu dick wird. Bei der Adipositas bewirkt jedoch die Veränderung im Erbgut, dass der Gleichgewichtspunkt verschoben wird. Es folgt eine Aufwärtsspirale des Gewichts.

Beides muss behandelt werden: Kopf- und Bauchhunger

Fassen wir zusammen: Kopfhunger führt zur Adipositas, und Bauchhunger passiert, wenn Sie eine Adipositas haben.

Eine Adipositas-Operation normalisiert Ihren Bauchhunger, indem die Hormone der Darm-Gehirn-Achse wieder normal reagieren. Das Gewicht sinkt, damit verschwinden auch viele Folgeprobleme der Adipositas. Das Darmmikrobiom wird sich sehr rasch wieder verbessern und es gibt Hinweise, dass sich auch positive Änderungen beim Entscheidungsprozess, was Sie essen und zu welchen Essensmengen Sie greifen, einstellen.

Den Kopfhunger in den Griff zu bekommen, heißt einmal mehr, alte Gewohnheiten abzulegen. Das muss konsequent geübt werden. Die Entscheidung, Übergewicht oder eine Adipositas wirklich langfristig in den Griff zu bekommen, braucht oft ihre Zeit und auch ein paar Impulse und Denkanstöße von außen.

Im Adipositaszentrum werden Sie dabei unterstützt, Ihren Kopfhunger und individuelle Auslöser zu erkennen, Veränderungen des Bauchhungers zu regulieren und so Schritt für Schritt Ihre Situation zu verbessern. Es macht allerdings keinen Sinn, ohne gute Vorbereitung in die Operation zu gehen. Die Therapie beginnt nämlich bereits lange vor der OP.

SCHRITT 1: THERAPIEBEGINN VOR DER OP

Sie wissen nun: Die Therapie der Adipositas ist die Behandlung einer vielschichtigen Erkrankung. Der Erfolg einer Adipositas-Operation besteht darin, dass die übermäßige Nahrungsaufnahme auf der körperlichen Ebene reduziert und eine günstige hormonelle Veränderung bewirkt wird. Diese Effekte verbessern sich, wenn Sie den Drang, Essen z. B. als Suchtmittel zu nutzen, schon vor einer Operation verändern lernen. Es geht um einen neuen Lebensstil und – ähnlich dem Erlernen einer neuen Sprache – um zahlreiche Übungswiederholungen Ihrer neuen Gewohnheiten. Die Basis bildet ein vielschichtiges, multimodales Konzept.

Das multimodale Konzept

Adipositas ist eine Krankheit. Wie bei jeder Krankheit dürfen Sie sich helfen lassen! Sie sind definitiv nicht schuld, wenn Sie aus eigener Kraft nicht mehr abnehmen können.

Das Konzept, sich der Adipositas professionell und ganzheitlich zu stellen, nennt man multimodales Konzept. Ein MMK ist der Beginn des Weges aus der Adipositas und Voraussetzung für eine operative Behandlung. Was bedeutet es aber im Einzelnen? Es geht um die drei Säulen Ernährung, Bewegung und Verhalten, um die Ursache für die Entstehung Ihrer Adipositas erfolgreich zu behandeln.

Die medizinische Leitlinie für die Chirurgie der Adipositas und metabolischer Erkrankungen gibt sehr trocken formuliert vor, dass vor einer Operation mindestens folgende Voraussetzungen erfüllt sein müssen:

1. **Ernährung:** Mithilfe der Ernährungstherapie haben Sie Ihre Essgewohnheiten verändert hin zu einer sogenannten energiereduzierten Mischkost mit einem Energiedefizit von mehr als 500 Kalorien täglich oder einer niederkalorischen Formuladiät (auch als Mahlzeitenersatz).

   Bei einer Formuladiät werden eine oder mehrere Mahlzeiten durch spezielle Snacks oder Shakes ersetzt, die in ihrer Zusammensetzung aus Proteinen, Kohlenhydraten, Vitaminen und wenigen, gesunden Fetten besonders ausgewogen sind.

2. **Bewegung:** Sie schaffen es mithilfe der Profis in Ihrem Adipositaszentrum, eine Ausdauer- und/oder Kraftausdauersportart auszuüben. Gute Ausdauersportarten sind beispielsweise Walken, Joggen, Radfahren, Aerobic oder Schwimmen. Krafttraining sollten Sie idealerweise unter Anleitung ausüben.
3. **Verhalten:** Sie haben in Ihrem Adipositaszentrum bereits Verhaltensstrategien zur Optimierung im Sinne einer Ernährungs- und Bewegungstherapie erlernt. Bei Vorliegen einer Essstörung – z. B. Binge Eating, das sind Heißhungeranfälle oder regelrechte Fressattacken ohne anschließendes Erbrechen mit Verlust der bewussten Kontrolle über das Essverhalten, oder Night Eating,

nächtliches Essen aufgrund von Heißhungerattacken – oder einer psychischen Erkrankung (z. B. Depression) ist zusätzlich eine leitliniengerechte Therapie dieser Erkrankungen wichtig.

Den besten Weg gemeinsam finden

Im Adipositaszentrum wird zunächst bei jedem einzelnen Patienten beobachtet und erfasst, wo er steht. Dabei werden alle Bedingungen herausgearbeitet, die in Ihrem speziellen Fall zu dem Übergewicht geführt haben, und der für Sie am besten funktionierende Weg besprochen. Jeder Mensch ist anders, und auch die Vorstellungen, die Sie von dem für Sie bestmöglichen Weg haben, gehören hier unbedingt dazu! Wir schauen professionell, wie sich Ihre Vorstellungen mit unserem Wissen kombinieren lassen.

Im Rahmen des multimodalen Konzeptes werden zudem Ursachen und Folgeerkrankungen der Adipositas individuell über einen längeren Zeitraum erfasst und zum sinnvollen Zeitpunkt in die für Sie passende Behandlung überführt. Das MMK ist daher auch stets Diagnostik, oft lassen sich hier schon erstaunliche Fortschritte erzielen! Insbesondere, wenn Sie sich für die Psychotherapie entschließen konnten, sind Sie meist schon sehr viel weiter in dem Verstehen, warum genau Ihnen das so passiert. Das kann sehr entlastend und motivierend sein.

Nach sechs Monaten MMK wird besprochen, wie es weitergeht. Diese Zeit brauchen Sie und wir, um eindeutig eine Richtung zu erkennen und um zu verstehen, wie Sie sich Ihre Zukunft wünschen und wie wir Ihnen helfen können, diese zu erreichen. Wunder gibt es da nicht. Nach unserer Einschätzung braucht eine Adipositasbehandlung eine lebenslange Umstellung, also ein ganz neues Gleichgewicht zwischen Bewegung und Kalorienverbrauch.

Hier hilft Ihnen die Operation nach dem neuesten Verständnis nachhaltig, nicht weil wir wie bisher angenommen nur die Verdauung verändern, sondern weil wir mit der Operation die

Hormone der Darm-Gehirn-Achse wieder in Lot bringen. Damit können wir schon einiges wieder zurückdrehen. Neu starten. Den Reset-Knopf drücken. Damit der Neustart dauerhaft besser läuft und Sie nicht wieder in die Adipositas-Falle treten, müssen wir trotzdem die Ursache beseitigen, die zur Adipositas geführt hat. Das ist und bleibt der Lebensstil.

Die multimodale Therapie hilft Ihnen schon vor der OP, einen gesundheitsfördernden Lebensstil zu entwickeln.

Es ist natürlich leicht, ein Buch zu lesen, worin Ernährungsprinzipien erläutert werden. Vieles werden Sie sicher schon kennen. Schwer ist, dieses Wissen auch Tag für Tag zu leben, etwa in der unmittelbaren Entscheidungssituation direkt vor dem Kühlschrank! Wenn es darum geht, sich zu entscheiden, dann siegt nämlich oft das kurze Glücksgefühl und die vorgenommenen Ziele erscheinen plötzlich nicht mehr so wichtig. Es ist ja nur eine „Ausnahme“, und Sie denken in dem Moment nicht an die Konsequenzen. Am Ende ist es die Summe Ihrer Entscheidungen, die den Unterschied macht. Die Summe der Entscheidungen macht den Lebensstil. Wie Sie lernen, Ihre Entscheidungen zu steuern und den Lebensstil zu verändern, erfahren Sie in der multimodalen Therapie.

Anders essen will gelernt sein: Ernährungstherapie

Verwechselt wird die Ernährungstherapie oft mit dem Wissen, was und wie man am besten isst. Das Wort Therapie meint tatsächlich mehr als das: eine konkrete Verhaltensänderung in Richtung Gesundheit, also auch hin zu weniger Übergewicht. Deswegen arbeitet die Ernährungstherapie auch mit Ernährungsprotokollen, die jedoch nur dann nutzen, wenn Sie ehrlich aufschreiben, was und wie viel Sie zu sich nehmen. Wie wollen Sie das sonst verändern, wenn Sie gar nicht wirklich einschätzen können, was da wirklich passiert?

Das Ernährungsprotokoll
Ernährungstherapie kann nur funktionieren, wenn Sie ein Ernährungsprotokoll schreiben. Im Adipositaszentrum wird man mithilfe der Protokolle genau auf Ihre Bedürfnisse eingehen und Ihnen helfen, Verbesserungspotenziale hinsichtlich des Essverhaltens umzusetzen.

Ihr Essen ist, wie im ersten Kapitel beschrieben, aktuell vor allem mit Ihrer psychischen Befindlichkeit verbunden, die wir in Zusammenhang mit einer Adipositas als Sucht beschreiben. Ziel ist es, dieses Suchtverhalten schrittweise aus Ihrer Essensroutine zu verbannen. Dafür brauchen Sie ein starkes Bewusstsein als Kontrollinstanz für das, was Sie zu sich nehmen.

Wir können es drehen und wenden, wie wir wollen, aber die Menge an Essen ist einer der Schlüssel für Ihr Normalgewicht. Weil für viele Adipöse Essen zum „einzigen Genuss" im Leben geworden ist, ist ein häufiger Irrglaube, die Ernährungstherapie wolle diesen Genuss nehmen. Ich versichere Ihnen, das Gegenteil ist der Fall: Um das angesprochene Mengenbewusstsein zu erreichen, will man Ihnen echten Genuss beibringen, der Sie zu einem Normalgewicht bringt. Es wird also nicht weniger, sondern mehr Genuss werden – aber weniger Essen. Sie werden lernen, Essen und Wohlbefinden zu trennen.

Wichtig ist, dass Sie bitte nicht weniger als 1.500 Kalorien am Tag zu sich nehmen und überschnelles Abnehmen vermeiden. Vielleicht hilft Ihnen dieses Bild: Abnehmen sollte ein Marathon sein, kein Sprint! Dafür werden auch keine Verbote gesetzt, denn je strenger die Diät, desto schneller würden Sie in Ihre alten Muster verfallen. Lernen Sie in den folgenden Abschnitten die wichtigsten Inhalte der Ernährungstherapie kennen, die in jedem Fall auf Sie zukommen werden. Sie alle stellen gleichzeitig Hürden da, die gemeinsam mit den Ernährungsberatern genommen werden können!

Beispiel für ein Ernährungsprotokoll

Datum ______________________________

Tag 1

Frühstück

Uhrzeit	Menge	Lebensmittel	Getränke

Essensumstände/Bemerkung ______________________________

Zwischenmahlzeit

Uhrzeit	Menge	Lebensmittel	Getränke

Essensumstände/Bemerkung ______________________________

Mittagessen

Uhrzeit	Menge	Lebensmittel	Getränke

Essensumstände/Bemerkung ______________________________

Zwischenmahlzeit

Uhrzeit	Menge	Lebensmittel	Getränke

Essensumstände/Bemerkung ______________________________

Abendbrot

Uhrzeit	Menge	Lebensmittel	Getränke

Essensumstände/Bemerkung ______________________________

Spätmahlzeit

Uhrzeit	Menge	Lebensmittel	Getränke

Essensumstände/Bemerkung ______________________________

1. Hürde: Kalorien zählen

Kalorien aufzuzeichnen bzw. die zugeführte Kalorienmenge nachzuverfolgen, kann vor allem in der Anfangszeit hilfreich sein, um sich einen genauen Überblick zu verschaffen. Wenn Sie Ihre Kalorien notieren, werden Sie sensibilisiert für die einzelnen Lebensmittel und auch darin enthaltene Nährstoffe. Oft werden Sie feststellen, dass Sie bislang gar nicht wussten, dass einzelne Lebensmittel einen hohen Energiegehalt aufweisen. Beispiel: Ein Gramm Fett enthält mit neun Kalorien doppelt so viele Kalorien wie ein Gramm Kohlenhydrate oder Eiweiß.

Trotz strenger Erfassung der Kalorienzufuhr sollten Sie aber nicht die Verbindung zu Ihrem Körper verlieren! Sie sollten weder Hunger unterdrücken noch eine Sättigung ignorieren. Kalorien zu zählen, hilft Ihnen auch dabei, nicht plötzlich eine zu geringe Energiemenge zu sich zu nehmen. Das klingt zunächst komisch, ist aber tatsächlich ein häufiges Problem.

Um eine Mangelernährung zu vermeiden, sollte der Kalorienbedarf so weit heruntergefahren werden, dass Ihr tägliches Energiedefizit mindestens 500 Kalorien beträgt, aber dennoch alle Nährstoffe ausreichend zur Verfügung stehen. Energiedefizit bedeutet, dass der Kalorienverbrauch höher sein muss als die Kalorienaufnahme. Ihre Ansprechpartner im Adipositaszentrum und die Ernährungstherapeuten werden Ihnen dabei helfen, die für Sie individuell richtige Kalorienmenge herauszufinden.

2. Hürde: Keine Zeit, um zu kochen!

Oft hören wir im Adipositaszentrum den berechtigten Einwand, dass im Alltag keine Zeit bleibt, frisch zu kochen. Mit wenigen Tricks schaffen Sie es dennoch, gesund zu essen:

1. Planen Sie die Woche

Das Problem mit der Zeitnot umschiffen Sie, wenn Sie die Woche ein paar Tage im Voraus planen und sich eine Einkaufsliste schreiben für die Rezepte, die auf den Tisch kommen sollen. So greifen Sie im Laden auch nicht unüberlegt zu ungesunden Lebensmitteln. Heben Sie alle Einkaufslisten auf. Oft können Sie so Fortschritte oder Verbesserungen Ihrer Essensplanung nachträglich entdecken.

2. Größere Mengen vorbereiten

Kochen Sie nicht nur eine Portion, sondern bereiten Sie Gemüse, Reis, Kartoffeln, Hülsenfrüchte oder auch das Salatdressing gleich für zwei bis drei Portionen vor. Vorgekochtes lässt sich in der Regel gut einfrieren, so haben Sie dann ein anderes Mal wieder eine frische Mahlzeit – ganz ohne Aufwand.

3. Tiefkühlgemüse und Haltbares lagern

Auch im Supermarkt gibt es gutes Tiefkühlgemüse in allen Varianten. Diese müssen nicht mehr geputzt und geschnitten werden und enthalten meist sogar mehr Vitamine als Gemüse, das lange Wege hinter sich hat oder schon tagelang im Supermarkt liegt. Empfehlenswerte Tiefkühlkost sind Erbsen, Brokkoli, grüne Bohnen und auch Lachsfilets aus ökologisch nachhaltiger Fischerei. Kichererbsen und Kidneybohnen sind auch aus dem Glas oder der Dose gesund und lecker.

Planen Sie Ihre Mahlzeiten und bereiten diese frisch zu. Sorgen Sie auch dafür, gesunde Snacks griffbereit zu haben.

Tomaten und Pilze gibt es getrocknet. Zutaten wie Linsen, Quinoa, Hülsenfrüchtepasta, Chiasamen, Haselnüsse, Mandeln, Sonnenblumenkerne, Leinsamen und so weiter sind sowieso lange haltbar. All diese haltbaren Lebensmittel haben aber nichts mit haltbar gemachten Fertigprodukten zu tun. Letztere sind in vielerlei Hinsicht nicht zu empfehlen. Sie enthalten oft Zusätze wie z. B. Konservierungsstoffe, die das Darmmikrobiom negativ beeinflussen (siehe Seite 30).

4. Backofen, Dampfgarer oder Herd verwenden

Beginnen Sie bei der Zubereitung mit Gerichten, die einfach herzustellen sind. Es gibt viele Gerichte, die Sie nicht ständig beaufsichtigen müssen. Hierzu gehören langsam gegarte Fleischgerichte, Eintöpfe und Suppen. Auch ein leckerer Gemüseauflauf oder gebackenes Gemüse gart im Backofen vor sich hin und verschafft Ihnen Zeit für andere Dinge.

Mit einem Dampfgarer erhalten Sie die wichtigsten Mikronährstoffe und vermindern überflüssiges Fett im Essen. Gemüse ist zudem geschmacksintensiver, und Sie werden sehen, dass Gulasch, Tafelspitz und Geflügel im Dampfgarer besonders gut gelingen werden.

Tipp: Vermeiden Sie bitte unbedingt in Öl Frittiertes und bei großer Hitze scharf Angebratenes, denn dadurch werden wichtige Vitamine zerstört.

5. Griffbereite Snacks für zwischendurch

Jeder kennt die Situation, dass es trotz bester Vorbereitung im Alltag doch nicht immer klappt, in Ruhe eine ganze Mahlzeit zu sich zu nehmen. Wenn dies der Fall ist, können hin und wieder verschiedene Snacks helfen. Einige Beispiele: Naturjoghurt, Skyr, körniger Frischkäse, Gemüse, Obst, eine Handvoll Nüsse, ein kleiner Thunfischsalat aus der Dose, ein Stück Harzer Käse oder ein Proteinpudding.

3. Hürde: Zu wenig Eiweiß

Ein weiterer Aspekt, der in der Ernährungstherapie reguliert wird, ist der tägliche Eiweißbedarf – auch rund um die OP. Eiweiß ist lebenswichtig für den menschlichen Körper und muss täglich über die Nahrung aufgenommen werden. Viele kommen nicht auf die täglich erforderliche Eiweißmenge.

> Zu viel Eiweiß macht nicht dick, im Gegenteil, es hilft beim Abnehmen, sättigt und kann so Heißhunger reduzieren.

Eiweiß dient z. B. als Baustoff für Ihre Muskeln, für Organe, Knochen, Haut und Haare. In der Ernährung vor, aber auch nach der Adipositaschirurgie hat Eiweiß einen besonderen Stellenwert: Es ist wichtig, dass Sie genügend Eiweiß zu sich nehmen, um einem Abbauprozess der Muskeln entgegenzuwirken und das Immunsystem zu stärken. Ideal wären 0,8 bis 1 Gramm Eiweiß pro Kilogramm Körpergewicht und Tag. Das bedeutet eine Zufuhr von mindestens 60 bis 80 Gramm Eiweiß täglich.

Unterstützend gibt es mittlerweile sehr hochwertige Eiweißpulver in verschiedenen Geschmacksrichtungen, die man mit herzhaften und süßen Speisen kombinieren kann. Noch leichter geht es mit isolierten Eiweißpulvern, die man einfach nur mit Wasser anrührt. Dadurch bekommt man eine Art Eistee, die pro Portion 25 Gramm Eiweiß liefert und zugleich den Durst löscht.

Unmittelbar vor einer Adipositas-Operation empfehlen die medizinischen Leitlinien eine 14-tägige eiweißreiche, energiearme Diät. In einigen Fällen erfolgt die Eiweißdiät direkt auf der Station. Direkt nach der Operation haben viele Patienten ebenfalls oft Probleme, ihren Eiweißbedarf mit den richtigen Lebensmitteln zu decken. Wir empfehlen daher meist, zusätzlich ein hoch dosiertes, neutrales Eiweiß in Form von Shakes oder Pulver zur Nahrung zu ergänzen (hoch dosiert = 90 Gramm Eiweiß pro 100 Gramm des Lebensmittels).

Wichtige Eiweißquellen

LEBENSMITTEL	EIWEISSGEHALT (JE 100 g)	KALORIEN AUS EIWEISS (IN PROZENT)
Mandelmehl	51 g	56
Geflügelfleisch, gebraten	28,9 g	90
Lachs, geräuchert	23 g	57
Linsen, gekocht	11,3 g	22
Magerquark	10,6 g	71
Tofu	8,1 g	41
Champignons, gedünstet	4,5 g	60

4. Hürde: Zu wenig Gemüse

Gemüse fehlt leider bei den allermeisten auf dem Speiseplan. Kaum jemand schafft die täglich von der Deutschen Gesellschaft für Ernährung e. V. (DGE) empfohlene Menge. Dabei braucht unser Körper die bunte Vielfalt der Gemüse, um mit wichtigen Vitaminen, Mineralstoffen sowie Ballaststoffen und sekundären Pflanzenstoffen ausreichend versorgt zu sein.

Gemüse ist sozusagen der Zündstoff, der den Stoffwechsel ankurbelt. Es hat eine geringe Energiedichte – sprich wenige Kalorien –, aber ein großes Volumen, sodass es dennoch gut sättigt.

Eine Ausnahme hinsichtlich der Kalorien bilden stärkehaltige Gemüse, wie Kartoffeln oder Mais. Für Obst und Gemüse gilt die Faustregel „Fünf am Tag“. Laut der DGE bedeutet das, täglich mindestens fünf Portionen Gemüse und Obst zu essen (drei Portionen Gemüse und zwei Portionen Obst). Das entspricht täglich rund 400 Gramm Gemüse (z. B. zur Hälfte gegart und zur Hälfte als Rohkost/Salat) und etwa 250 Gramm Obst. Das Maß für eine Portion ist Ihre eigene Hand, damit die Mengen zu Ihrem Alter und der Körpergröße passen.

Hier einige Tipps, wie sich mehr Gemüse auf den Speiseplan zaubern lässt:

1. Einfache und schnelle Gemüsesuppen

Gemüse ist perfekt, um leckere Suppen oder Eintöpfe daraus zu zaubern. Dazu kann man z. B. Kürbis, Karotten, Tomaten oder Pilze nach dem Garen mit dem Pürierstab fein pürieren und mit etwas Gemüsebrühe aufgießen. Natürlich können Sie auch eine bunte Gemüsesuppe aus verschiedenen Sorten zubereiten.

2. Neue Gemüsesorten ausprobieren

Sie finden Gemüse fade und es gibt immer nur eine Sorte als Beilage? Neue Sorten auszuprobieren, macht Spaß und gibt den Mahlzeiten eine andere Note. Beispiele: gelbe Zucchini, lila Blumenkohl oder lila Kartoffeln, gelbe Bete, roter Rosenkohl oder verschiedene Kürbissorten

3. Brotzeit? Ja, mit Gemüse!

Tipp: Nehmen Sie doch mal Avocado oder Hummus statt Butter!

Ob zum Frühstück, als Pausenbrot oder mittags: Hochwertiges, ballaststoffreiches Vollkornbrot geht eigentlich immer, solange es nicht mehr als zwei Scheiben täglich sind, denn auch Vollkornbrot enthält Kohlenhydrate. Damit es beim Belag nicht langweilig wird, können Sie Käse und Aufschnitt mit Tomaten- oder Gurkenscheiben aufpeppen oder ein paar Blätter Rucola mit auf das Brot legen.

4. Wie beim Lieblings-Italiener: Salatvorspeise

Dass man einen großen Salat nicht jeden Tag in seine Speisen einbauen kann, ist klar. Machen Sie es doch ganz einfach wie in Ihrem Lieblingsrestaurant: In jedem Lokal besteht die Möglichkeit, sich vor oder zur Mahlzeit einen kleinen Beilagensalat zu bestellen. Nutzen Sie das auch zu Hause als Anfang, mehr frische Pflanzenkost zu essen. Optimal wäre die Drittel-Teller-Regel: Je ein Drittel der Mahlzeit sollte aus Gemüse und/oder Salat, hochwertigem Eiweiß und Kohlenhydraten bestehen.

5. Gemüse, gut getarnt

Für viele spielt auch ein großer psychologischer Moment mit: Einen Teller Pasta zu essen, klingt einfach leckerer als ein Teller Gemüse. Verwenden Sie doch einfach einmal Gemüsenudeln für Ihre nächste Pasta. Inzwischen gibt es gute Gemüse-Pastasorten im Biohandel. Mit einem Spiralschneider kann man die Nudeln auch selbst herstellen, z. B. auch Karotten, Kürbis oder Zucchini.

Damit Ihnen der Einstieg leichter gelingt, können Sie auch zur Hälfte Ihre bisherige Lieblingspasta nehmen, zur anderen Hälfte die neuen Gemüsenudeln probieren. Eine Alternative: Gemüsepommes. Dafür Gemüse nach Wahl in Streifen schneiden, gut würzen, eventuell in geriebenem Parmesan wälzen und ab in den Ofen (ca. bei 200 °C rund 20 Minuten auf mittlerer Schiene backen).

Noch ein Tipp: Blumenkohl ist ein hervorragender Allrounder, der Schweineschnitzel oder einen klassischen Pizzaboden auf gesunde und schmackhafte Weise ersetzen kann. Für Schnitzel müssen Sie z. B. nur die Blumenkohlröschen kurz in heißem Wasser kochen, in Scheiben schneiden und vor dem Anbraten mit Ei und geriebenem Parmesan panieren. Für den Pizzaboden geben Sie die Röschen in einen Mixer, bis eine grießartige Masse entsteht, mit der Sie dann wie gewohnt weiterarbeiten können.

Auch Süßes mit Gemüse kann richtig gut schmecken: Karotten oder Zucchini fein raspeln und zum Kuchenteig oder ins Porridge geben. Fällt optisch und geschmacklich gar nicht auf!

5. Hürde: Zu wenig Ballaststoffe

In der vollwertigen Ernährung werden laut DGE täglich 30 Gramm Ballaststoffe empfohlen. Die wenigsten Menschen erreichen das, viele kommen noch nicht einmal auf 15 Gramm. Dabei spielen Ballaststoffe eine wichtige Rolle vor allem bei Adipositas. Sie sorgen durch ihr gutes Quellvermögen für ein länger anhaltendes Sättigungsgefühl und helfen bei Diabetes, weil sie den Blutzuckerspiegel nicht so rasch ansteigen lassen und für einen ausgeglichen Zuckerstoffwechsel sorgen. Sie können den Cholesterinspiegel senken und stärken das Darmmikrobiom.

> Ballaststoffreiche Kost verbessert das Darmmikrobiom und verringert Folgeerkrankungen.

Gute Ballaststoffquellen sind: Weizenkleie, weiße Bohnen, Leinsamen, getrocknete Pflaumen, Haferflocken, Samen, Saaten, Linsen, Erbsen, Kichererbsen, Sojabohnen, Schwarzwurzel, Beerenobst und Erdnusskerne. Mit ein bisschen Übung ist es auch gar nicht so schwer, mehr Ballaststoffe in die Ernährung zu integrieren: Wählen Sie beispielsweise bei Brot und Backwaren stets die Vollkornvariante, ebenso bei Mehlen, wenn Sie selbst backen möchten.

Beerenobst und Saaten oder Chiasamen können Ihren Joghurt, das Müsli oder Porridge bereichern. Kichererbsen, Linsen oder weiße Bohnen dürfen in die große Salatbowl. Sonnenblumenkerne oder Erdnusskerne als Topping machen aus Salaten und Gemüsen eine echte Ballaststoffbombe.

Wichtige Ballaststoffquellen

LEBENSMITTEL	BALLASTSTOFFANTEIL (JE 100 g)
Flohsamenschalen	80 g
Weizenkleie	45,1 g
Leinsamen	38,6 g
Chiasamen	34,4 g
Weiße Bohnen	23,2 g
Sojafleisch/Sojabohnen	22 g
Getrocknete Pflaumen	18,8 g
Schwarzwurzeln	18,3 g
Linsen	17 g
Erbsen	16,6 g
Knäckebrot	14 g
Vollkorn-Roggenmehl	13,8 g
Vollkorn-Weizenmehl Type 1700	11,7 g
Artischocken	10,8 g
Amarant	10,3 g
Vollkorn-Haferflocken	10 g

6. Hürde: Zu viel Zucker und Kohlenhydrate

Die meisten schnell verfügbaren Kohlenhydrate sind in Form von Einfach- (z. B. Glukose, Fruktose) und Zweifachzuckern in Brot und Backwaren, in Nudeln, Reis, Süßigkeiten, süßem Obst und besonders in Getränken wie Limonaden enthalten. Wie ihr Name verrät, werden sie sehr schnell verarbeitet. Deswegen bringt eine hohe Zufuhr dieser Kohlenhydrate den Blutzuckerspiegel durcheinander: Nach der Aufnahme steigt der Blutzucker rasch an, fällt aber auch rasch wieder ab. Daraus resultieren Heißhunger und oft auch Tagesmüdigkeit.

Komplexe oder langkettige Kohlenhydrate, wie sie im Unterschied zu den Weißmehlprodukten beispielsweise in Vollkorn stecken, sättigen nicht nur länger, der Blutzuckerspiegel steigt auch nur langsam an. Schwankungen werden so vermieden. Das Problem sind also nicht die Kohlenhydrate als solches, sondern deren Auswahl und Menge.

Durch eine hohe Zufuhr an schnell verfügbaren Kohlenhydraten schläft der Stoffwechsel ein. Das bedeutet: Der Körper ist in der Lage, selbst Zucker herzustellen, was ihn durchaus Energie kostet, aber den Stoffwechsel positiv beeinflusst. Ein Leben ohne Zucker ist daher sehr gut möglich. Beachten Sie, dass nicht benötigte Kohlenhydrate in Fettdepots umgewandelt und eingelagert werden.

Im Adipositaszentrum empfehlen wir, unnötige Kalorien vor allem aus gezuckerten Getränken oder Säften vom Tagesplan zu streichen. Auch Kaffee oder Tee sollten nicht mit Haushaltszucker, sondern immer mit Süßstoff oder einem zuckerfreien Sirup gesüßt werden.

Essen Sie weniger Kohlenhydrate und achten Sie auf eine proteinbasierte, ballaststoffreiche Ernährung.

So bekommen Sie die Kohlenhydratzufuhr in den Griff:

- Zucker generell durch Birkenzucker (Xylit), Erythrit oder zuckerfreies Geschmackspulver ersetzen – bitte nicht durch Honig, Agavendicksaft oder Kokosblütenzucker, denn diese sind zwar prinzipiell gesünder, haben jedoch ebenso einen hohen Zuckeranteil.

- Ersetzen Sie herkömmliche Fruchtjoghurts oder gezuckerte Milchprodukte durch Natur- oder Proteinpuddings oder zuckerfreien Skyr – eine joghurtähnliche Milchspeise, die traditionell aus Island stammt und besonders proteinreich ist.
- Wählen Sie bei Reis und Nudeln möglichst immer die Vollkornvariante oder weichen Sie für die Beilagen auf Alternativen wie Quinoa aus. Das Pseudogetreide ist besonders reich an Proteinen.
- Reduzieren Sie den täglichen Brotkonsum auf zwei Scheiben. Alternativ darf es auch gerne mal ein Knäckebrot sein.
- Beim Obst sollten es nicht mehr als zwei Portionen täglich sein, das entspricht ca. 250 Gramm. Wählen Sie fruktose- bzw. fruchtzuckerarme Sorten, wie Beeren, Zwetschgen, Aprikosen, Papaya oder Pfirsiche. Idealerweise kombinieren Sie für einen konstanten Blutzuckerspiegel mit Joghurt oder Quark. Sorten wie Bananen oder Weintrauben enthalten sehr viel Fruktose. Das heißt nicht, dass sie deswegen ungesund sind – aber sie sollten maßvoll genossen werden. Smoothies oder Fruchtsäfte sind aufgrund der hohen Fruktosekonzentration nicht zu empfehlen.

Sind Süßigkeiten verboten?

Nein, wenn Sie auch hier ein paar Ideen und Tricks beherzigen, um zu große Zuckermengen und Kalorien einzusparen. Beispiel: Wer Lust auf ein Eis hat, kann sich das ganz einfach selbst herstellen. Nehmen Sie eine Portion Naturjoghurt oder Skyr und mischen Sie diese mit etwas Birkenzucker und Beeren oder Beerenmus. Die Masse können Sie entweder in Stieleisförmchen geben oder portionsweise auf ein Backblech, danach im Tiefkühler frosten lassen.

Wenn Sie die Lust auf den geliebten Schokoriegel packt, probieren Sie doch einmal einen Proteinriegel als Alternative. Nicht empfehlenswert sind gezuckerte Müsliriegel. Ein besonders guter und kalorienarmer Snack ist selbst gemachtes Popcorn. Dafür brauchen Sie nur Popcornmais und einen mittelgroßen Topf. Zum Süßen können Sie Birkenzucker verwenden.

Ziele mit Achtsamkeit erreichen: Verhaltenstherapie

Sie haben jetzt einen groben Überblick über die relevantesten Inhalte der Ernährungstherapie und wissen, dass es im Alltag immer wieder Hürden gibt, sich richtig zu ernähren. Selbst wenn Sie theoretisch alles über Ernährung wüssten, hieße das noch lange nicht, dass Sie alle Maßnahmen auch gezielt umsetzen können. Darum ist eine Verhaltenstherapie, in der Sie verschiedene Achtsamkeitstechniken verinnerlichen, ein weiteres wichtiges Element des Therapiekonzeptes. Sie wird Sie dabei unterstützen, Erlerntes im Alltagsleben umzusetzen und Ihr Gewichtsziel zu erreichen.

Achtsam mit sich zu sein, entspricht einer Haltung, in der man nicht aktiv in das Geschehen eingreift. Sondern in der man das, was passiert, beobachtend begleitet – es weder fördern noch bestimmte Situationen vermeiden will. Man akzeptiert die Dinge, wie sie kommen. Man lässt sie wie Wolken am Himmel vorüberziehen und sieht sie als das, was sie sind.

Diese Form des aktiven Aushaltens sollten Sie bereits vor der Operation erlernen, denn danach wird die Achtsamkeit noch einmal eine große Bedeutung haben. Um sich darin zu üben, beantworten Sie bitte für sich zunächst folgende Fragen:

Fragen zum aktuellen Essverhalten

- Woher bzw. wodurch habe ich mein Übergewicht?
- Seit wann habe ich die Gewichtsprobleme?
- Welcher Esstyp bin ich?
- Nehme ich täglich geregelte Mahlzeiten zu mir oder esse ich unregelmäßig?
- Bevorzuge ich Süßigkeiten oder lieber Herzhaftes?
- Snacke ich zwischendurch? Wenn ja, wie oft und in welchen Mengen?
- Esse ich generell gerne große Portionen?
- Wie ausgewogen ist meine Ernährung?
- Wenn Sie achtsam sind und erkennen, wo und wie Ihr Verhalten verbessert werden kann, können wir gemeinsam erfolgreich daran arbeiten, das neue Essverhalten in den Alltag und in Ihr Leben zu integrieren. Dies ist oft schwieriger als gedacht. Hierzu verlangt es eine gewisse Bereitschaft, sich auf Neues einzustellen und auch Herausforderungen anzunehmen.

Erst wenn das Ziel klar ist, kann mit einer erfolgreichen Gewichtsreduktion gestartet werden.

Um die Fragen für sich selbst zu beantworten, nutzen Sie bitte das Ernährungsprotokoll, das wesentlicher Bestandteil der multimodalen Therapie ist. Bitte seien Sie dabei ehrlich. Die Forschung hat herausgefunden, dass schon das Schreiben eines Ernährungsprotokolls über tatsächlich gegessene Mengen das Essverhalten teilweise korrigiert.

Fragen zur Zieldefinition

Nur wenn Sie selbst motiviert sind, wird Ihre Gewichtsabnahme erfolgreich sein. Bleiben Sie dabei aber realistisch! Es geht nicht darum, einem Schönheitsideal hinterherzurennen, sondern zu einem gesünderen Lebensstil zu finden. Schreiben Sie sich die Vorteile auf, die Sie mit der Gewichtsabnahme verbinden. Vielleicht kommen Ihnen auch Nachteile in den Sinn. Folgende Fragen helfen Ihnen bei Ihren Überlegungen:

- Wo stehe ich?
- Was ist mein Ziel?
- Warum möchte ich abnehmen?
- Welche Verbesserungen in meinem Leben erwarte ich durch eine Gewichtsreduktion?
- Möchte ich aus eigenem Antrieb an Gewicht verlieren oder raten mir andere dazu (z. B. Ärzte, Familie, Freunde)?

Tipp: Oft wird spätestens nach der Operation eine begleitende Psycho- bzw. Verhaltenstherapie empfohlen, um mit der neuen Situation gut zurechtzukommen. Aus meiner Sicht ist das tatsächlich sehr spät. Es ist ratsam, schon vor der Operation ein gesundes Verhalten zu erlernen und psychische Konflikte als Ursachen vor der OP zu erkennen.

Planen und nichts dem Zufall überlassen

Zugegeben: Etwas umzulernen, was man eigentlich bereits kann, ist besonders schwer. Das größte Problem bei der Änderung des Essverhaltens ist, dass man oft in alte Verhaltensmuster zurückfällt. Alles, was neu ist oder auch neu gelernt werden soll, erfordert zunächst viel Kraft. Doch je länger ein neues Verhalten praktiziert und zur Gewohnheit wird, desto stabiler wird es.

Je öfter eine neue Verhaltensweise geübt wird, desto leichter fällt sie langfristig.

Beispiel: Haben Sie bisher vielleicht nie gefrühstückt und sich erst am späteren Vormittag beim Bäcker eine belegte Semmel oder ein Stück Kuchen geholt? Die Alternative für eine neue Gewohnheit wäre: Ich nehme mir konsequent mein zu Hause vorbereitetes Frühstück mit zur Arbeit. Das kann beispielsweise ein Joghurt mit Beerenfrüchten und zwei bis drei Esslöffeln Haferflocken sein.

Wenn Sie dauerhaft etwas ändern wollen, sollten Sie Ihr Essen planen. Erst wenn Sie Ihren Tag entsprechend organisieren, kann dieser auch so stattfinden. Damit dies leichter fällt, arbeiten wir bei uns im Adipositaszentrum mit Visualisierungsübungen. Probieren Sie eine solche Übung zur Essensplanung und Strukturierung Ihres Alltags in Bezug auf Nahrung doch gleich einmal aus.

So geht's: Visualisieren Sie Ihren Tag und lassen ihn vor Ihrem geistigen Auge ablaufen! Wann ergeben sich Zeiten, die Sie für Essen einplanen? Wo werden Sie essen, und was werden Sie dort essen können? Kommen Sie womöglich in Konflikt mit Terminen? Steht eine Einladung an, bei der mehr als üblich gegessen wird? Könnten Sie dann bei der vorausgehenden Mahlzeit bereits Kalorien einsparen? Berücksichtigen Sie alles, was an diesem Tag passieren kann.

Viele Spitzensportler arbeiten mit Visualisierungstechniken und stellen sich vor dem Wettkampf bis ins Detail vor, wie sie ihre Aufgabe lösen. Sie gehen zuvor in Gedanken alle Stationen durch, die zu bewältigen sind, und meistern diese in ihrer Fantasie bereits erfolgreich. Diesen Trick können Sie auch auf Ihren Alltag übertragen. Mithilfe der Visualisierung und Planung Ihres Alltags vermeiden Sie Überraschungen und übernehmen ab sofort die Regie über die Mahlzeitenplanung.

Richtig essen beginnt beim Einkaufen

Wer hungrig einkaufen geht, kann damit rechnen, dass er viel zu viel mit nach Hause bringt. Gehen Sie deswegen mit einer konkreten Einkaufsliste los, und überlassen Sie auch beim Einkaufen nichts dem Zufall. Das hilft nicht nur beim Abnehmen, sondern schont auch den Geldbeutel.

Wenn Sie nicht täglich einkaufen gehen, sollten Sie sich einen Wochenplan machen. Das erscheint zu Beginn aufwändig, ist aber sehr hilfreich. Achten Sie dabei auf protein- und ballaststoffreiche Nahrungsmittel und vermeiden Sie Kohlenhydrate. Am besten suchen Sie sich vorab passende Rezeptideen, um die jeweiligen Zutaten gut abschätzen zu können. Planen Sie auch saisonale Angebote mit ein, damit Sie beim Einkauf nicht vom frischen Angebot überrascht werden und von Ihrer Liste abweichen müssen. Gibt es vielleicht auch einen Wochenmarkt mit frischen und gesunden Produkten in Ihrer Nähe? Womöglich wäre der Markttag ein guter Tag für Ihren Einkauf.

Wer langsam genießt, isst weniger

Sie können besser spüren, wann Sie satt sind, wenn Sie sich beim Essen Zeit lassen. Wie Sie im ersten Kapitel schon gelernt haben, stellt sich das Sättigungsgefühl erst nach 20 Minuten ein. Wer zu schnell isst, hat innerhalb dieser 20 Minuten wesentlich mehr Kalorien aufgenommen als geplant. Langsame Esser, die jeden Bissen gut kauen, spüren wesentlich besser, wann sie satt sind.

Tipps zum genussvollen Essen

- Essen Sie in entspannter Atmosphäre.
- Decken Sie den Tisch schön – ob nur für sich oder für die ganze Familie.
- Nehmen Sie Ihr Essen mit allen Sinnen wahr (Aussehen, Geruch, Geschmack).
- Legen Sie nach jedem Bissen das Besteck zur Seite.
- Kauen Sie pro Bissen 15-mal.
- Essen Sie nie im Stehen oder Gehen, das wird vom Kopf nicht als Mahlzeit registriert.
- Hören Sie auf, wenn sich eine leichte Sättigung eingestellt hat.

Diese Punkte gelten bereits für die Zeit vor und auch nach der Operation. Das Gefühl der Sättigung wird nach der Operation wesentlich schneller erreicht, u. a., weil durch die Operation die Ausschüttung der Sättigungshormone wieder hergestellt wird. Die Sättigung wieder wahrzunehmen, sollten Sie deswegen unbedingt üben! Körperarbeit bzw. Körperwahrnehmungsübungen, z. B. auch aus dem Yoga, können dabei helfen.

Tipp: Bereiten Sie abends schon das Frühstück für den nächsten Tag zu.

Holen Sie sich Unterstützung!

Für den Weg der Gewichtsabnahme benötigen Sie Unterstützung. Es ist viel leichter, sich ein neues Verhalten zu erarbeiten, wenn man es nicht alleine tun muss. Selbsthilfegruppen haben hier einen großen Anteil, aber auch die Familie, Freunde oder Partner. Wichtig ist, dass Sie Zuspruch und Motivation in Ihrem persönlichen Umfeld bekommen. Ihr Partner kann auch an der Ernährungstherapie oder den Selbsthilfegruppen mit teilnehmen. So verstehen Menschen, die Sie auf Ihrem Weg begleiten, besser, worum es im Detail geht. Das betrifft natürlich nicht nur das Essen, sondern auch das Bewegungsverhalten.

Ärger und Stress bewältigen

Auch bei einem hohen Stresslevel ist in vielen Fällen Planung eine gute Hilfe. Wie schon besprochen, wird bei Ärger oder Stress oft mehr gegessen. Das löst aber keine Probleme und reduziert auch nicht den Stress. Fragen Sie sich daher: Was braucht es in dieser Situation wirklich, damit es mir besser geht? Bei Ärger hilft es oft, erst einmal Abstand zu gewinnen und ruhig durchzuatmen. Verlassen Sie gegebenenfalls den Raum und gehen an die frische Luft. Das vermeidet, zu impulsiv zu handeln oder gleich zur Schokolade zu greifen. In vielen Fällen hilft auch ein klärendes Gespräch.

Wer immer alles im wahrsten Sinne des Wortes herunterschluckt, kommt nie zu seinem Recht. Konfliktmanagement ist hier das Stichwort: Lernen Sie, auch mit unangenehmen Situationen zurechtzukommen und Ihre Meinung zu vertreten. Tipp: Hilfreich ist dabei auch, einen kleinen Igelball in der Hand zu kneten. Oft hilft das, die ersten Emotionen abzubauen.

Übungen, um sich innerlich widerstandsfähiger zu machen, gibt es viele. Wichtig ist, diese auch regelmäßig zu praktizieren. Schon einfache Atemübungen bringen in einen entspannten Modus. Nachfolgend zwei Übungen zum Abbau von Stress, die Sie jederzeit und überall anwenden können:

Bauchatmung

Nehmen Sie eine entspannte Sitzhaltung ein. Spüren Sie die Füße auf dem Boden, und nehmen Sie die Sitzfläche Ihres Stuhls und auch den Rücken an der Stuhllehne wahr. Legen Sie nun die Hände auf den Bauch und lassen den Atem einfach fließen. Beobachten Sie, wie der Atem durch die Nasenöffnungen in den Körper fließt, und wie er wieder geht. Beobachten Sie den Atem, ohne dass Sie in diesem Moment etwas tun.

Wenn Sie ein wenig zur Ruhe gekommen sind, lenken Sie den Atem bewusst bis zum Bauch hinunter. Mit der Einatmung wölbt sich der Bauch leicht nach außen. Mit der Ausatmung zieht er sich nach innen zurück. Bleiben Sie für einige Minuten bei dieser Atmung und spüren, wie es Ihnen dabei geht. Sollte Ihnen irgendetwas unangenehm sein, beenden Sie die Übung. Es geht hier um einen Prozess, mit dem eigenen Körper in Berührung zu kommen. Dies erfordert, geduldig und achtsam mit sich zu sein. Wer unsicher ist, kann sich an einen Atemtherapeuten wenden.

> Bei der Bauchatmung wölbt sich der Bauch mit der Einatmung leicht nach außen.

Die 4–6–Atmung

Verfahren Sie wie eben bei der Bauchatmung. Zählen Sie aber jetzt bei der Einatmung bis vier und bei der Ausatmung sechs Zählzeiten. Bleiben Sie dabei in einem regelmäßigen Fluss. Erzwingen Sie nichts. Diese Übung bringt Körper und Geist wieder in Einklang. Regelmäßig praktiziert verhilft sie zu innerer Ruhe und Gelassenheit.

Umgang mit seelischem Hunger

Hunger nach Anerkennung, Liebe und Wertschätzung ist ein seelischer Hunger, der zu einem emotionalen Essen führen kann, wie Sie im ersten Kapitel bereits gesehen haben. Auch hier braucht es eine hohe Achtsamkeit, denn diese Gefühle müssen erkannt werden, um eine Lösung zu entwickeln, in der Essen nicht länger als Trostpflaster dient.

Leider haben viele Menschen nicht gelernt, ihre Gefühle genauer wahrzunehmen. Das beginnt oft schon in der Kindheit: Wer als Baby bei jedem Schreien mit dem Fläschchen beruhigt wurde, kann wahre Gefühle von Hunger mitunter nicht mehr unterscheiden. Oft sind es auch belastende Gefühle, die man mit dem Essen einfach herunterschlucken möchte. Auch diese gilt es wahrzunehmen.

Pausen sind nötig, um sich wieder ins Gleichgewicht zu bringen.

Nehmen Sie sich deswegen ab sofort wichtig! Sorgen Sie für sich selbst, auch für kleine Freuden im Alltag (z. B. ein Spaziergang). Nehmen Sie Ihre Bedürfnisse wahr, und werden Sie dabei auch erfinderisch: Machen Sie Dinge doch einfach mal anders. Sorgen Sie für kleine Überraschungen, die Sie wegbringen von allseits Gewohntem und Energie spenden, die Sie wirklich brauchen. Gehen Sie beispielsweise einen anderen Weg zur Arbeit oder gestalten Sie den Feierabend anders als sonst.

Nutzen Sie folgende Fragen, um weitere Energiequellen zu finden:

1. Habe ich genügend Schlaf?
Schlafmangel führt zu mehr und unkontrolliertem Essen. Mindestens sieben bis acht Stunden Schlaf pro Nacht fördern die Produktion der Hormone, die Hunger und Sättigung regulieren.

2. Habe ich genügend Pausen am Tag?
Niemand kann rund um die Uhr in Aktion sein. Schalten Sie zwischendurch einmal ab und spüren nach, wann Sie eine Pause brauchen. Beispiele: Gehen Sie an die frische Luft. Machen Sie einen kleinen Spaziergang. Gönnen Sie sich ein Wannenbad oder eine Entspannungsmusik. Auch ein kleiner Kurzschlaf von 15 bis 20 Minuten, Powernap genannt, macht frisch und bringt neue Energie.

3. Bekomme ich genügend Anerkennung und Wertschätzung?
Fragen Sie sich, in welchen Bereichen Ihnen die Anerkennung und Wertschätzung fehlen, die Sie sich wünschen. Wo könnten Sie z. B. aktiv um ein Feedback für Ihre Leistungen bitten?

4. Wie sehen meine Energiequellen aus?
Haben Sie sich bei einigen der drei vorgenannten Punkte wiedergefunden? Wer spürt, was fehlt, kann sich auf die Suche machen. Und wer weiß, was ihm guttut, kann entsprechende neue Verhaltensweisen in den Alltag integrieren. Fragen Sie sich regelmäßig: Was brauche ich, um mich wohlzufühlen? Was gibt mir Kraft? Was macht mir Spaß? Was sind meine Träume? Wo möchte ich im Leben hin? Diese Themen gehen natürlich recht weit. Um sich Klarheit zu verschaffen, hilft es, die Antworten aufzuschreiben. Vielleicht besprechen Sie einige der Punkte auch mit einem Coach oder Therapeuten.

Körperlich aktiv: Bewegungstherapie

Ernährung ist eng gekoppelt an die körperliche Aktivität. Bewegung stärkt insgesamt das Herz-Kreislauf-System, verbessert einen bestehenden Diabetes, den Fettstoffwechsel und senkt den Blutdruck. Verantwortlich dafür sind die Effekte des Ausdauersports, aber auch des Kraftsports. Aber Achtung – ein häufiger Fehler ist, dass man sich zu viel vornimmt!

Wir wissen alle, dass wir schnell erschöpft sind, wenn wir uns völlig auspowern. Dann vergeht auch die Lust, regelmäßig weiterzumachen. Gehen Sie es also langsam an. Sie können sich einer Gruppe im Verein anschließen, im Freundes- und Bekanntenkreis Bewegungspartner finden oder z. B. einen Kurs in der Volkshochschule buchen. Wenn Sie sich nicht alleine bewegen, fällt es leichter, den inneren Schweinehund zu überwinden.

Bewegen Sie sich regelmäßig jeden Tag – in Ihrem eigenen Rhythmus.

Sollten Sie sich nun fragen: „Warum soll ich mich bewegen? Ich werde ja ohnehin operiert, da macht doch dann der Chirurg die Arbeit?“, dann muss ich Ihnen darauf erwidern, dass Sie falsch liegen. Ihr Engagement hinsichtlich mehr Bewegung hat sogar einen wesentlichen Einfluss auf den Erfolg der Operation! Ein Beispiel: Muskulatur dient als Stützsubstanz für den Körper. Dies ist für die Zeit nach der OP besonders wichtig, da ja Fettmasse – die bisher als Stützsubstanz diente – dann wegfällt.

Auch die Haut und das Bindegewebe werden durch Sport und einen nachhaltigen Muskelaufbau für die Zeit nach der OP positiv beeinflusst. Nicht zuletzt stärkt Bewegung Ihre Knochendichte und verbessert die Körperhaltung. Ideale Sportarten sind solche mit gelenkschonender Bewegung, wie Yoga, Nordic Walking, Radfahren oder Schwimmen. Letzteres ist lediglich für eine gezielte Kräftigung der Knochen nicht die erste Wahl, da dafür gewisse Druck- oder Stoßbelastungen erforderlich sind, die bei Auftrieb im Wasser einfach nicht gegeben sind.

Yoga verbessert den Zugang zu den eigenen Emotionen und hilft, Stress zu reduzieren.

Um auch von den mentalen Effekten der Bewegung, einem verbesserten Körperbewusstsein und Körpergefühl zu profitieren, eignet sich besonders Yoga. Es verbessert den Zugang zu den eigenen Emotionen, reduziert ganzheitlich Stress, Depressionen und kann sich innerhalb einer Therapie sogar positiv auf traumatische Erlebnisse auswirken.

Auch kleine Schritte bringen voran

Beginnen Sie aber mit kleinen Schritten: Nehmen Sie sich am Anfang täglich zu festen Zeiten zunächst fünf oder zehn Minuten Bewegung vor. Steigern Sie sich langsam, sobald Sie sich an die regelmäßige körperliche Aktivität gewöhnt haben. Das Ziel sollten schließlich 150 bis 200 Minuten Bewegung pro Woche sein. Das sind beispielsweise fünf Tage mit jeweils 30 bis 40 Minuten Sport – an zwei Tagen in der Woche wird pausiert.

Vielleicht haben Sie auch schon einmal von der Empfehlung für 10.000 Schritte pro Tag gehört. Auch dieses Ziel können Sie anpeilen, machen Sie das aber nicht zu ehrgeizig. Wichtig ist die Regelmäßigkeit mit einer täglichen Dosis Bewegung, um zu bewirken, dass Sie Gewicht reduzieren und auch insgesamt gesünder werden.[11]

Wichtig: täglich bewegen!

Gerne verschiebt man die tägliche Bewegung, wenn man keinen festen Termin mit sich selbst daraus macht. Dann kommt einem schnell etwas dazwischen und die Bewegung wird auf morgen verschoben. Mein Tipp: Tragen Sie Bewegung als festen Termin in Ihren Kalender ein! Sollten Sie keine spezielle Sportart für sich entdecken, können Sie alternativ auch ausgedehnte Spaziergänge unternehmen. Damit Sie überprüfen können, was Sie geschafft haben, können beim Sport die Zeit und/oder die zurückgelegte Strecke als Maßeinheit dienen. Wenn Sie spazieren gehen oder beim Walken können Sie z. B. einfach Ihre Schritte zählen. Oft gibt es dafür eine Funktion im Smartphone oder der Smartwatch. Sie können sich auch einen Schrittzähler für das Handgelenk besorgen, den Sie in jedem Sportgeschäft bekommen.

Nutzen Sie das, was für Sie am leichtesten verfügbar und umsetzbar ist.

Das Bewegungsprotokoll

Wichtig ist, dass Sie selbst sehen, wie viele Bewegungseinheiten Sie schaffen. Führen Sie daher ähnlich dem Ernährungsprotokoll auch ein Bewegungsprotokoll: Wenn Sie die Art und Dauer Ihrer Bewegung am Ende des Tages in einer Liste aufschreiben und vielleicht sogar von jemandem in Ihrem Adipositaszentrum gegenzeichnen lassen, haben Sie eine gute Kontrolle und verhindern, dass Sie sich vertun. Das Zentrum stellt Ihnen in der Regel auch gerne ein Bewegungsprotokoll zur Verfügung, denn für eine spätere Weiterbehandlung in der Chirurgie sind die Protokolle tatsächlich Voraussetzung.

Kalorien erfolgreich verbrennen

Ich möchte Ihnen auch aufzeigen, was Bewegung konkret für den Energieverbrauch bedeutet. Es geht also um den Zusammenhang zwischen körperlicher Aktivität und dadurch verbrauchten Kalorien.

Eine Faustformal: Etwa 400 gemachte Schritte sind umgerechnet zehn verbrauchte Kalorien. Die angesprochenen 150 Minuten gemäßigte Bewegung pro Woche oder 10.000 Schritte am Tag entsprechen folglich rund 250 Kalorien am Tag bzw. bei täglicher Bewegung 1.750 Kalorien in der Woche.

Zum Vergleich: Wenn Sie 500 Schritte machen, verbrauchen Sie die Energie von einem Würfelzucker, also von drei Gramm Zucker. Um einen Liter Cola zu verbrennen, die 90 Gramm Zucker enthält(!), müssten Sie 15.000 Schritte machen.

Trotz Einschränkungen aktiv

Wenn Laufsportarten oder Walken für Sie nicht möglich sind, versuchen Sie andere Bewegungen, die Sie persönlich gut schaffen können. Machen Sie beispielsweise Wassergymnastik. Auch Yoga ist eine Sportart, die Bewegung und Achtsamkeit vereint und oft möglich ist, wenn lange Laufstrecken zu schwierig sind.

Alternativ können auch separat der Oberkörper oder nur die Arme trainiert werden. Ihre Therapeuten werden Sie dabei unterstützen.

Gesundheitliche Einschränkungen, wie z. B. Herz- oder Atemwegsprobleme, Immobilität oder ausgeprägte Schmerzen der Gelenke und Wirbelsäule, machen es oft nahezu unmöglich, sich überhaupt körperlich zu belasten. Fitnessstudios bieten hier spezielle Trainingseinheiten an, bei denen auf solche Handicaps eingegangen werden kann. Häufige Begleiterkrankungen, wie z. B. Gelenkbeschwerden, orthopädische Probleme oder Rückenschmerzen, können bei einer Physiotherapie im Bewegungsplan berücksichtigt und gegebenenfalls gleichzeitig behandelt werden.

Es gibt für fast alle Handicaps eine Lösung, definierte Bewegungsziele zu erreichen.

Ich weiß, dass sich viele adipöse Menschen schämen, in ein Fitnessstudio oder Schwimmbad zu gehen. Dazu gibt es eigentlich keinen Grund. Ein schlanker Mensch mit Bluthochdruck oder Diabetes schämt sich ja auch nicht. Der Unterschied ist, dass die Krankheit Adipositas deutlich sichtbar ist und fälschlicherweise oft als selbst verschuldet hingestellt wird. Mitunter kann es schon helfen, sich darüber im Klaren zu sein. Bei großen Bedenken, sich bei sportlichen Aktivitäten zu zeigen, gibt es aber auch alternative Angebote. Beispiele sind Rehabilitationsprogramme, die Ihnen der Hausarzt verordnen kann, oder spezielle Online-Programme für Übergewichtige, die man zu Hause per Video durchführen kann.

Ins Leben zurückzufinden, das werden Sie auch mit einer OP selbst tun müssen. An dieser Stelle erklärt sich auch, warum vor einer Adipositas-Operation zunächst ein halbes Jahr intensiver Arbeit ansteht. Nutzen Sie diese Vorbereitungszeit. Die Behandlung von Adipositas ist ein täglicher Weg, der Spaß machen kann, weil sich Erfolge Stück für Stück einstellen. Diese brauchen zwar ihre Zeit, aber auf jeden Schritt, den Sie leisten, werden Sie stolz sein.

SCHRITT 2: ALLES RUND UM DIE OPERATION

Bei der OP beeinflussen wir den Bauchhunger und damit verschiedene Hormone. Dennoch sollten Sie bitte keine Wunder erwarten. Auch muss sich der Körper nach der Operation erst allmählich an die neue Situation anpassen. Sie sollten daher alle positiven Effekte kennen, aber auch um mögliche Nebenwirkungen und Komplikationen wissen, bevor Sie Ihre Operationsentscheidung treffen. Die wichtigsten Fragen dazu beantwortet dieses Kapitel.

Welche positiven Effekte hat die OP?

Wir wissen, dass die Ergebnisse einer Adipositas-Operation umso erfolgreicher ausfallen, je besser Sie Ihren Kopfhunger mithilfe der Maßnahmen aus dem multimodalen Therapiekonzept bereits im Griff haben. In einer Studie wurde über fünf Jahre nach Therapiebeginn die Entwicklung des Body Mass Index durch eine konservative Therapie – also durch ein multimodales Konzept plus Medikamenteneinnahme – gegenüber der Entwicklung nach einer Schlauchmagen-Operation und Magenbypass (siehe Seite 92 und 97) untersucht. Das Ergebnis zeigt, dass unter konservativer Therapie tatsächlich eine dauerhafte Reduktion von mehr als zwei BMI-Punkten möglich war.

Gibt es Medikamente gegen Adipositas?

Immer wieder wurde versucht, Medikamente zur Gewichtsabnahme einzusetzen. Allerdings kam es mitunter zu starken Nebenwirkungen. Rimonabant (Acomplia), ein Blocker des Cannabisrezeptors im Gehirn, wirkt beispielsweise hemmend auf den Appetit. Wegen möglicher psychischer Störungen wie Depression und Halluzination wurde er jedoch vom Markt genommen.

Auch für viele zugelassene Präparate, insbesondere Appetitzügler wie das Kombinationspräparat Contrave (Naltrexon/Bupropion) gilt, dass die Nebenwirkungen den Nutzen oftmals übersteigen. Auch beim Wirkstoff Orlistat kommt es aufgrund der gewünschten Hemmung der Fettaufnahme im Darm zu Fettstühlen.

Vielversprechende Ergebnisse gibt es allerdings aktuell für eine Wirkstoffgruppe, die aus der Diabetestherapie bekannt ist – die sogenannten GLP-1-Analoga. Liraglutid (Saxenda) ist in Deutschland für die Behandlung der Adipositas zugelassen. Studien zufolge lassen sich nach einem Jahr Therapie durchschnittlich neun Prozent Gewichtsabnahme erzielen.

▶▶

Wichtig: Weitere Präparate drängen gegenwärtig auf den Markt. Offen sind teilweise noch Fragen, wie lange und in welcher Dosis therapiert werden soll. Auch dürfen die Präparate z. B. nicht während einer Schwangerschaft verabreicht werden. Lassen Sie sich daher hinsichtlich möglicher Medikamente unbedingt ärztlich beraten.

Dieselbe Studie hat aber auch gezeigt, dass eine nach konservativer Therapie durchgeführte Adipositas-Operation eine deutlich größere Verbesserung des BMI von mehr als sechs BMI-Punkten beim Schlauchmagen bzw. über acht BMI-Punkten beim Magenbypass erreichte. Lässt sich also in vielen Fällen bereits durch eine konservative Therapie ein ausreichender Erfolg erzielen – auch hinsichtlich der verschiedenen Begleiterkrankungen –, steht die Operation vor allem bei hochgradiger Adipositas für nachhaltigen Gewichtsverlust. Bevor wir die OP-Verfahren detailliert betrachten, möchte ich Ihnen zunächst die daraus resultierenden Effekte vorstellen.

Der Weg aus der Adipositas benötigt die Behandlung von Kopfhunger und Bauchhunger.

Gewichtsabnahme

Sie nehmen vor allem in den ersten beiden Jahren nach der Operation ab und erreichen danach ein stabiles Gewicht. Es kann passieren, dass Sie nach zwei Jahren etwas zunehmen, aber dann ist das Gewicht in der Regel stabil. Diese Schwankungen haben damit zu tun, dass der Körper sich an die neue Situation anpassen muss, und besagen nicht, dass Sie etwas falsch machen! Mit der Operation haben wir die Hormone der Darm-Gehirn-Achse, die im ersten Kapitel erklärt sind, sozusagen neu eingestellt.

Nehmen Sie in den ersten 18 Monaten nicht so richtig ab, dann liegt es eher daran, dass die Mahlzeiten oder Getränke, die Sie zu sich nehmen, zu viele Kalorien enthalten. Wenden Sie sich bitte in jedem Fall an Ihre Ernährungsexperten und notieren Sie alles, was Sie zu sich nehmen. Auch alle Getränke!

In der größten Nachuntersuchungsstudie mit über 4.000 Teilnehmern über einen Zeitraum von 20 Jahren[13] zeigte sich nach den ersten ca. 18 Monaten eine konstante Gewichtsabnahme über acht Jahre. Dies mit deutlichem Effekt auf den BMI und die Begleiterkrankungen. In dieser Studie lässt sich der Unterschied zwischen den Patienten mit konservativer Behandlung ohne OP und mit OP über den gesamten Zeitraum besonders gut nachvollziehen.

Die OP stellt die Hormonfunktion der Darm-Gehirn-Achse wieder her und beseitigt somit den Bauchhunger.

Warum wirken Adipositas-Operationen so gut?

Das Verständnis der Regulationsmechanismen für Hunger, Appetit und Sättigung und der Ursachen für eine Adipositas hat in den letzten Jahren stetig zugenommen. Das Wissen aus vielfältigen Untersuchungen und Experimenten diente nicht nur dazu, die Krankheit Adipositas besser zu verstehen, sondern auch wirksame Medikamente zu entwickeln und die Wirkmechanismen verschiedener Operationstechniken besser zu verstehen.

Auch wenn vieles noch nicht im Detail geklärt ist, gilt es mittlerweile aber als gesichert, dass weder die verminderte Aufnahmekapazität des Magens (mechanische Restriktion) noch die durch eine veränderte Dünndarmanatomie bedingte verzögerte oder reduzierte Verarbeitung des Nahrungsbreis (kalorische Malabsorption) allein für den Effekt der OP verantwortlich sind. Vielmehr scheint die Wiederherstellung der Hormonfunktion der Darm-Gehirn-Achse durch die OP für den Erfolg der OP entscheidend zu sein. Die OP löst somit das Bauchhunger-Problem.

Verbessertes Gefühl für Hunger und Sättigung

Erstaunlicherweise bewirkt eine Adipositas-Operation, dass wieder ein echtes Sättigungsgefühl bereits bei kleinen Nahrungsmengen erreicht wird. Das ist nur teilweise in den veränderten anatomischen Verhältnissen begründet, aber vor allem die Folge davon, dass die Hormone der Darm-Gehirn-Achse – die Sie im ersten Kapitel kennengelernt haben – wieder reguliert sind. So sinkt der Blutspiegel des dick machenden Hormons Ghrelin stark ab, dessen Wirkung entfällt damit nahezu vollständig. Die Resistenz gegenüber dem schlank machenden Hormon Leptin bessert sich dagegen, und damit ist die Balance dieser beiden Hormone wiederhergestellt.

Natürlich ist mit den genannten Hormonen nur eine kleine repräsentative Auswahl getroffen. Die Regelkreise sind weitaus komplexer und teilweise noch Gegenstand der aktuellen Forschung. Beim Magenbypass (siehe Seite 97) lässt sich beispielsweise nachweisen, dass die Sättigungshormone PYY und GLP-1 nach der Nahrungsaufnahme wieder wie bei einem gesunden Menschen ansteigen. Und dieser Effekt ist tatsächlich dauerhaft. Als guter Nebeneffekt verbessern sich auch die dauerhaft erhöhten Blutzuckerwerte vom ersten Tag nach der OP an: Die Resistenz gegen Leptin nimmt nach der OP ab und es kann wieder schlank machend wirken. Die Hormone kommen also wieder ins Lot – und das gilt auch für das Insulin.

Viele Patienten sind nach einer OP auch von ihrem Diabetes geheilt.

Begleiterkrankungen bessern sich

Sie wissen, dass Adipositas eine Erkrankung ist, die wiederum Folge- oder Begleiterkrankungen hervorruft. Durch zahlreiche Studien ist inzwischen belegt, dass sich eine Vielzahl der mit Adipositas in Verbindung stehenden Begleiterkrankungen nach einer Operation verbessert. Besonders gute Daten hierzu liefert die schwedische SOS-Studie (engl. für swedish obeses subjects = übergewichtige schwedische Probanden). An dieser Studie nahmen über 4.000 Patienten teil. Sie erhielten einen adipositaschirurgischen Eingriff oder wurden konservativ, also ohne Operation therapiert. Inzwischen liegen Langzeitdaten über einen Nachbeobachtungszeitraum von bis zu 20 Jahren vor.

Obwohl die Operationsmethoden damals noch nicht so weit fortgeschritten waren wie heute, sind die Ergebnisse beeindruckend: 20 Jahre nach der Behandlung war das Köpergewicht in der Kontrollgruppe nahezu unverändert, in der operierten Gruppe lag es mit ca. 15 Prozent (Magenband) bis 30 Prozent (Magenbypass) immer noch deutlich unter dem Ausgangswert vor dem Eingriff.

Noch deutlicher fallen die Ergebnisse für die Begleiterkrankungen aus. Orthopädische Beschwerden minderten sich bereits unmittelbar durch die abnehmende Überlastung der Gelenke. Depressionen wurden in 47 Prozent gelindert, eine Schlafapnoe (nächtliche Atemaussetzer) bildete sich in bis zu 76 Prozent zurück und eine Fettleber normalisierte sich in 37 Prozent. Die Verfettung der Leber entwickelt sich unbehandelt oft zu einer Leberzirrhose (bindegewebiger Umbau) oder sogar zum Leberkrebs.

Das Risiko, durch Begleiterkrankungen der Adipositas vorzeitig zu versterben, ist ohne Adipositas-Operation signifikant erhöht.

Nach der Operation sinkt generell der Druck im Bauch, weil die Bauchdecke nicht mehr so schwer ist und weil das Fettgewebe im Bauch stark abnimmt. Dadurch bessern sich auch Auswirkungen auf die Atmung und vorhandenes Sodbrennen. Ein Asthma verschwindet in 39 Prozent der Fälle, ein Reflux als Auslöser für Sodbrennen sogar in bis zu 95 Prozent (je nach OP-Verfahren). Eine stressbedingte Inkontinenz löst sich mit der Operation in etwa der Hälfte der Fälle.

Therapie eines Diabetes mellitus

Eine der größten Gefahren bei übermäßigem Übergewicht ist das metabolische Syndrom. Hier kommen verschiedene Zivilisationskrankheiten zusammen, deren Symptome man lange Zeit nicht spüren kann. Auch messen wir ihnen in unserer Gesellschaft oft nicht viel Bedeutung zu, da sie so verbreitet sind. Dass sie aber unbeachtet viel Schaden im Organismus anrichten können, macht das metabolische Syndrom so gefährlich.

Es besteht aus einer abdominellen, also bauchbetonten Fettleibigkeit, zweitens aus einem Bluthochdruck, drittens einer Fettstoffwechselstörung sowie viertens dem Diabetes. Die gute Nachricht ist: Das metabolische Syndrom bildet sich in 80 Prozent der

Fälle durch die Operation vollständig zurück. Vor allem Diabetespatienten können bei gleichzeitig bestehender Adipositas von einer Operation enorm profitieren.

In Studien war zwei Jahre nach der OP der Diabetes bei 72 Prozent der operierten Patienten in Remission. Das bedeutet: Chronische Krankheitszeichen ließen bis hin zur Symptomfreiheit nach. Diese Ergebnisse stehen in Einklang mit diversen anderen Studien mit einer längeren Nachbeobachtungszeit: Nach zehn Jahren kam es z. B. bei der Hälfte der untersuchten Patienten zu einem wiederholten Diabetes, was aber immer noch einer Heilungsrate von etwa 35 Prozent entspricht.

Neuere Studien beschäftigen sich mit der Frage, ob es Faktoren gibt, die bereits vor der Operation ein Fortbestehen eines Diabetes auch nach dem Eingriff vorhersagen können. Dies ist insofern von Bedeutung, als die hervorragenden Ergebnisse der metabolischen Chirurgie dazu geführt haben, dass die aktuell gültigen medizinischen Leitlinien eine OP für Menschen mit Diabetes mellitus Typ 2 bereits ab einem BMI von 30 empfehlen. Anerkannt ist inzwischen, dass es gilt, möglichst früh zu operieren, wenn aus metabolischen Gründen, also aufgrund eines Diabetes mellitus Typ 2, operiert werden soll.

> Die Adipositaschirurgie stellt die einzige Therapie dar, die einen Diabetes mellitus Typ 2 langfristig zu heilen vermag.

Reduziertes Herzinfarktrisiko

In einer 2012 veröffentlichten Arbeit wurde auf Grundlage der erwähnten SOS-Daten auch untersucht, ob Diabetiker hinsichtlich ihres Herzinfarktrisikos von einer OP profitieren. Der Nachbeobachtungszeitraum lag bei über 13 Jahren. Die Ergebnisse zeigten, dass sich das Herzinfarktrisiko durch die metabolische Chirurgie um über 30 Prozent reduzieren ließ. Besonders deutlich war der Effekt bei Patienten mit zusätzlichen kardiovaskulären Risikofaktoren, insbesondere erhöhten Blutfettwerten. Das Schlaganfallrisiko wurde in der untersuchten Gruppe durch die Operation allerdings nicht beeinflusst.

Auch verschiedene OP-Methoden, die Sie in diesem Kapitel noch kennenlernen werden, hat man verglichen: Vergleiche zwischen Magenbypass, Schlauchmagen und Magenband ergaben ein Jahr nach der OP für alle drei Verfahren eine deutliche Risikoreduktion für Herzkreislaufereignisse. Der Effekt war über weitere vier Jahre hinweg beim Magenbypass am stabilsten, bei den beiden anderen Verfahren zeigte er sich rückläufig. Insgesamt ist aber für die Adipositaschirurgie eine deutliche Risikoreduktion auch für Herzkreislaufereignisse belegt.

Verbesserung einer Schlafapnoe

Lange Zeit galt das obstruktive Schlafapnoesyndrom (OSAS) als Begleiterkrankung der Adipositas. Inzwischen ist wissenschaftlich belegt, dass es auch eine eigenständige Ursache des metabolischen Syndroms sein kann. Um dies zu überprüfen, hat man in einer Untersuchung adipöse Patienten mit mittel- bis schwergradigem Schlafapnoesyndrom zwei Nächte lang überwacht und dabei bestimmte Werte im Blut gemessen: Zum einen Insulin, das Stoffwechselhormon, das Traubenzucker aus dem Blut in die Zelle schleust und beim Diabetes mellitus Typ 2 erhöht ist. Außerdem Blutzucker, Blutfettsäuren und das Stresshormon Cortisol.

Je eine Nacht verbrachten die Probanden mit bzw. ohne eine spezielle Überdruckbeatmungsmaske (CPAP, Abkürzung engl. für continuous positive airway pressure). Die Ergebnisse waren eindeutig: In der Nacht ohne CPAP-Maske waren alle gemessenen Werte höher, dabei zeigte sich sogar ein direkter Zusammenhang zum Schweregrad der Schlafapnoe.

Die Ergebnisse führten zu der Schlussfolgerung, dass nicht nur eine hyperkalorische Ernährung und Bewegungsmangel Ursachen für eine Adipositas und das metabolische Syndrom sind, sondern auch das Schlafapnoesyndrom deren Entstehung begünstigen kann.

Die Folgen eines unbehandelten Schlafapnoesyndroms können schwerwiegend sein. Durch die nächtlichen Atemaussetzer kommt es zu einer Unterversorgung mit Sauerstoff in fast allen Organen. Die Herzfrequenz steigt, was zu einer chronischen Überbelastung führen kann. Das Herzinfarktrisiko ist ebenso deutlich erhöht wie das Risiko, einen Schlaganfall zu erleiden oder an Diabetes zu erkranken. Auch das Sterberisiko steigt.

Nach einer Adipositas-Operation kommt es nahezu immer zu einer deutlichen Besserung auch des Schlafapnoesyndroms, oftmals benötigen die Patienten keine Therapie mit der CPAP-Maske mehr.

Nach einer Adipositas-OP kommt es fast immer zu einer deutlichen Besserung des Schlafapnoesyndroms.

Eine Studie an 113 bariatrischen Patienten mit Asthma oder Schlafapnoesyndrom ergab bei 50 Prozent der Asthma- und bei 80 Prozent der Schlafapnoepatienten eine komplette Rückbildung der Beschwerden. Eine Analyse von 164 Studien mit insgesamt mehr als 160.000 Patienten mit Schlafapnoe bestätigte eine Besserungsrate der Schlafapnoe nach bariatrischer OP von 90 bis 96 Prozent. Die Nachbeobachtungszeiten betrugen je fünf Jahre. Die Adipositaschirurgie ist somit auch die effektivste Therapie des Schlafapnoesyndroms.

Übrigens: Das Wort Bariatrie, das Ihnen vielleicht auch schon öfter begegnet ist, steht für die Fachrichtung, die sich mit der Therapie der Adipositas befasst. Es setzt sich aus den griechischen Wörtern barós für Schwere bzw. Gewicht und iatrós für den Arzt zusammen.

Weniger Krebserkrankungen

Weitere Studien ergaben, dass sich durch eine Adipositaschirurgie das Krebsrisiko insbesondere bei Frauen deutlich reduzieren lässt. In der bereits erwähnten SOS-Studie beispielsweise zeigte sich der Effekt auch nach 16 Jahren noch deutlich. Andere Untersuchungen belegen die positiven Auswirkungen nur innerhalb der ersten fünf Jahre nach dem Eingriff, vor allem für Krebserkrankungen der Brust und der Gebärmutterschleimhaut sowie für eine bestimmte Form des Lymphgewebekrebs (Non-Hodgkin Lymphom).

Studien belegen: Eine Adipositas-Operation kann das Risiko für Herz-Kreislauf- und Krebserkrankungen reduzieren.

Etwas widersprüchlich sind die Daten für Darmkrebserkrankungen. Teilweise scheint das Risiko, an Darmkrebs zu erkranken, für Männer nach einer Adipositaschirurgie erhöht zu sein, bei reduziertem Darmkrebsrisiko für Frauen. Andere Studien sehen sowohl für Frauen als auch Männer ein reduziertes Risiko. Aus diesem Grund sollten gerade operierte Patienten regelmäßig zur Vorsorgedarmspiegelung gehen, generell empfohlen wird sie für Männer und Frauen ab dem 50. Lebensjahr.

Vor allem die Gelenke profitieren

Wie bereits beschrieben, steigt mit zunehmendem Körpergewicht die Belastung auf die Wirbelsäule und Gelenke. Bei vielen Patienten, die sich zur Adipositaschirurgie vorstellen, wäre deswegen ein Gelenkersatz erforderlich, jedoch aufgrund der Schwere der Adipositas nicht sinnvoll möglich. Nicht zuletzt, weil das starke Übergewicht zu einer erhöhten Komplikationsrate bereits während der Operation führen kann und der vorzeitige Implantatverschleiß vorprogrammiert ist.

Die deutliche Gewichtsabnahme nach der Operation führt dagegen zu einer Entlastung der Wirbelsäule und Gelenke. Auch der Verlauf eines fortschreitenden Gelenkverschleißes (Arthrose) wird verlangsamt, Gelenkersatz kann mitunter aufgeschoben werden oder erübrigt sich sogar.

Ein großer Vorteil der Operation ist, dass Sie wieder mehr Mobilität erlangen. Viele Menschen können wieder körperlichen Aktivitäten nachgehen, die bei massivem Übergewicht nicht oder nur unter Schmerzen möglich waren. Patienten, bei denen der Gelenkersatz trotz Adipositas-Operation erforderlich ist, profitieren hinsichtlich einer längeren Haltbarkeit ihrer Implantate.

Mehr Fitness und Ausdauer

Ab einem gewissen Grad der Adipositas ist Sport kaum möglich, unter Umständen und hinsichtlich der massiven Gelenkbelastung sogar schädlich. Viele Patienten versprechen sich von einer Operation deswegen auch eine Verbesserung ihrer körperlichen Fitness. Eine Studie aus dem Jahr 2020 konnte an fast 4.000 Patienten belegen, dass nach einer Adipositas-Operation ein eindeutiger Zusammenhang zwischen der dadurch gesteigerten körperlichen Aktivität und einer verbesserten Fitness besteht. Patienten, die nach dem Eingriff ihre körperliche Aktivität gesteigert hatten, nahmen mehr ab, hatten mehr fettfreie Körpermasse, eine verbesserte Lungenfunktion und allgemeine Lebensqualität.

Es besteht ein eindeutiger Zusammenhang zwischen der Adipositas-OP, einer dadurch gesteigerten Aktivität und einer verbesserten Fitness.

Entscheidend für die Lebensqualität ist in erster Linie, wie die Patienten selbst ihre körperliche Fitness einschätzen. Im Zusammenhang mit einer Doktorarbeit zum Thema „Lebensqualität nach bariatrischer Chirurgie“ an der Universität Marburg gab ein sehr hoher Anteil der befragten Patienten nach Magenbypass und Schlauchmagen eine verbesserte körperliche Fitness an. Wenngleich die Fallzahlen anlässlich dieser Dissertation gering waren, deuten die Ergebnisse eindeutig darauf hin, dass sich ein Großteil der Patienten nach der Adipositasoperation in der Tat fitter fühlt.

Auswirkungen auf die Sexualität

Auch das Sexualleben ist bei vielen Betroffenen mit Adipositas beeinträchtigt. Eine negative Selbstwahrnehmung scheint dabei ebenso eine Rolle zu spielen wie körperlich bedingte Einschränkungen etwa aufgrund von Begleiterkrankungen. In einer Langzeitbeobachtung mit über 2.000 Patienten, die vor dem Eingriff mit ihrem Sexualleben unzufrieden waren, gaben die beteiligten Männer und Frauen nach der Operation größtenteils an, ihr Sexualleben hätte sich verbessert – unabhängig von der Art der Operationsmethode.

Abgefragt wurden Parameter wie das sexuelle Verlangen, die sexuelle Aktivität, physische Einschränkungen, die das Sexualleben limitierten, und die persönliche Zufriedenheit mit dem Sexualleben. Die positiven Veränderungen nach der OP scheinen auch im Zusammenhang mit einer allgemein verbesserten Stimmungslage zu stehen (z. B. Rückgang der Depressionen). Der Effekt hielt über den gesamten Nachbeobachtungszeitraum dieser Studie von fünf Jahren an.

Auswirkungen auf Sozialkontakte

Soziale Isolation wirkt sich offensichtlich immer negativ auf das Körpergewicht aus.

Die Zusammenhänge zwischen einer Adipositas und sozialen Kontakten sind komplex. Zum einen sind Menschen mit Adipositas Stigmatisierungen und Diskriminierungen ausgesetzt, andererseits haben sie oftmals wenige Sozialkontakte. Unabhängig davon ist bekannt, dass allein lebende Menschen häufiger an einer Depression erkranken, auch nimmt die Sterblichkeit zu. Soziale Isolation scheint demnach ein Risikofaktor zu sein, der mit klassischen Risikofaktoren wie Rauchen oder Bluthochdruck gleichgesetzt werden kann. Nach einem adipositaschirurgischen Eingriff kommt es häufig zu veränderten bzw. neuen Sozialkontakten. Forscher aus Schweden fanden in Untersuchungen heraus, dass die Veränderungen im Beziehungsstatus umso ausgeprägter waren, je mehr Gewicht abgenommen wurde. Auch Jugendliche hatten dabei nach einem adipositaschirurgischen Eingriff mehr Sozialkontakte.

Simones (32) Wunsch, endlich satt zu sein

Mein Name ist Simone, ich bin im RoMed Klinikum zur Adipositas-Operation. Mir soll ein Schlauchmagen gelegt werden, weil ich mehr als doppelt so viel wiege, wie ich sollte. Das Ganze fing damit an, dass ich als Frühchen auf die Welt kam. Meine Mutter hatte während ihrer Schwangerschaft mit mir Ess-Brech-Sucht und merkte erst nicht, dass ich unterwegs war. Sie bekam während der Schwangerschaft zusätzlich Masern, Mumps und Röteln, was Einfluss auf die Entwicklung des Ungeborenen nehmen kann.

Ende des siebten, Anfang des achten Schwangerschaftsmonats kam es zu einem Plazentainfarkt, und die Ärzte waren sich eine Woche lang unsicher, ob sie mich holen sollten oder nicht. Ich wurde dann als extremes Frühchen geboren. Bis der Inkubator da war, musste mein Vater mich wärmen, ich war knapp 30 cm groß und passte in seine Hand. Später wurde mir eine Sonde gelegt, über die ich ernährt wurde. Meine Eltern sollten mir jede Stunde eine Flasche geben. Da ich dafür über eine Stunde brauchte, kam es zur Überfütterung meines Darms.

Mit vier Jahren kam es bei mir dann zu einer extremen Körperbehaarung, auch im Intimbereich, und zur Ausprägung primärer Geschlechtsorgane. In der Klinik wurde Pubertas Praecox (vorzeitige Pubertät) festgestellt, es folgten zahlreiche Untersuchungen, die meisten ohne meine Eltern, was für mich sehr schlimm war. Ich bekam dann männliche Hormone, dadurch nahm ich stark zu. Diese Behandlung dauerte mehrere Jahre. Dadurch schlossen sich auch meine Wachstumsfugen, und meine Füße und Hände wuchsen nicht mehr.

Unsere gesamte Familie bekam schließlich eine Ernährungsberatung. Diäten standen an, wir wurden zweimal zur Kur geschickt, einmal auch ich allein. Wir nahmen jedes Programm wahr, das die Krankenkasse zur Gewichtsreduktion anbot. Irgendwann wurde mir der Appetitzügler Metformin verschrieben, das beeinträchtigte aber zusätzlich die Bauchspeicheldrüse. Als Folge entwickelte ich einen schwer einstellbaren Diabetes. Ich habe noch viele andere gesundheitliche Probleme: Krampfadern, Wundheilungsstörungen, viele Unverträglichkeiten, darunter Laktoseintoleranz und eine Penicillinallergie. Ich reagiere auf Antibiotika ganz stark mit Intimpilz und bin schnell aus der Puste.

Ich war immer sportlich aktiv, abgenommen habe ich dadurch aber nicht. Als ich klein war, gingen wir regelmäßig in den Bergen wandern. Ich fuhr mit dem Fahrrad überall hin, ging spazieren, später war ich im Verein tätig und habe auch getanzt. Jetzt schwimme ich vier Stunden in der Woche und schaue, dass ich meine 10.000 Schritte am Tag schaffe – meist sind es mehr. Man kann also nicht sagen, dass ich mich zu wenig bewege.

Irgendwann schaffte ich es doch, abzunehmen, und wollte die Fettschürze operativ entfernen lassen. Die Krankenkasse lehnte dies jedoch ohne vorherige bariatrische Operation ab. Deshalb meldete ich mich vor neun Jahren im RoMed Klinikum bei der Adipositaschirurgie an und durchlief das ganze Programm. Trotzdem lehnte meine Krankenkasse auch die bariatrische Operation ab – mit dem Argument, ich solle weiter versuchen, so abzunehmen. Das machte ich, aber der Jo-Jo-Effekt setzte ein, ich wurde immer wieder dick.

Ich litt immer mehr unter gesellschaftlicher Ausgrenzung, hatte keine Freunde und oft Angst, mich auf einen Stuhl zu setzen, aus Sorge, dass er meinem Gewicht nicht standhält. Ich fand keine passende Kleidung und keinen Partner. Mein Kinderwunsch besteht, schwanger zu werden ist allerdings durch mein PCO-Syndrom sehr, sehr schwierig geworden.

Ich erhoffe mir vom Schlauchmagen vor allem, dass ich gesund abnehme, das Gewicht dann halten werde und dass kein Jo-Jo-Effekt einsetzt. Ich möchte endlich das Gefühl haben, satt zu sein, wenn ich etwas gegessen habe. Dieses Gefühl hatte ich seit Jahren nicht. Mein langfristiges Ziel ist, dass der Diabetes und das PCO-Syndrom verschwinden und ich endlich ein Baby bekommen kann – und sich auch alles andere verbessert: die ganze Lebenssituation, mein gesundheitlicher Zustand.

Welche Risiken und Nebenwirkungen sind möglich?

Nachdem Sie nun gelesen haben, wie sehr Sie von einer OP profitieren, möchte ich Ihnen auf den folgenden Seiten die Risiken darstellen. Trotz größter Sorgfalt gibt es bei jeder Operation gewisse Risiken, Nebenwirkungen und Komplikationen. Dabei muss man zwischen den allgemeinen und speziellen Operationsrisiken unterscheiden. Im Folgenden möchte ich Ihnen die wichtigsten kurz vorstellen. Eine ausführliche Aufklärung erfolgt vor Ihrer OP durch die Sie betreuenden Ärzte.

Unter allgemeinen Operationsrisiken versteht man Komplikationen, die es bei jeder Operation geben kann. Beispiele sind Nachblutungen, Infektionen oder auch ein erhöhtes Thromboserisiko, das dadurch entsteht, dass man während der Operation regungslos liegt. Unter Thrombosen versteht man kleine Blutgerinnsel, die meist in den tiefen Beinvenen entstehen, dort aber oft unbemerkt bleiben und sich erst dadurch bemerkbar machen, dass sie sich lösen und andere Arterien verstopfen. Betrifft dies Gefäße der Lunge, nennt man das Krankheitsbild Lungenarterienembolie, was mittels Einnahme blutverdünnender Medikamente über einen längeren Zeitraum behandelt wird. Um dieses Risiko zu minimieren, bekommen Sie bereits ab dem Moment der stationären Aufnahme Anti-Thrombose-Spritzen.

Nach jeder Operation können auch Verwachsungen oder Hindernisse durch Hernien auftreten. Bei diesem sogenannten inneren Bruch handelt es sich um Verlagerungen, meist von Dünndarmanteilen, durch anlässlich einer Magenbypass-Operation entstandene neuen Lücken im Bauchraum. Rutscht der Dünndarm durch diese Lücken hindurch, ist gegebenenfalls die Durchblutung gestört. Zudem kann die Darmpassage behindert sein. Die Folge sind Bauchschmerzen, meist in zeitlichem Zusammenhang mit der Nahrungsaufnahme. Da ein Darmverschluss folgen kann, ist bei einem entsprechenden Verdacht die unmittelbare Abklärung in Ihrem Adipositaszentrum wichtig.

Wundheilungsstörungen sind in der Adipositaschirurgie eher selten. Die Wunden können jedoch insbesondere in dem Bereich, wo innerlich genäht wurde, noch zwei bis drei Tage wehtun.

Mit speziellen Operationsrisiken meint man spezifische Komplikationen, je nachdem, was genau mit welchem Verfahren operiert wurde. Beispiel: Sowohl beim Magenbypass als auch beim Schlauchmagen operiert man im Bauchraum. Daher können theoretisch sämtliche dort befindliche Strukturen verletzt werden (Muskeln, Gefäße, Nerven, umliegende Organe). Häufiger sind beispielsweise Magen-Darm-Beschwerden, Sodbrennen und Lebensmittelunverträglichkeiten. Was in diesen Fällen wichtig ist, erfahren Sie in den folgenden Abschnitten.

Allgemeine Magen-Darm-Beschwerden

Natürlich müssen Sie sich erst mal an die neue Verdauung sowie kleine Portionen beim Essen und auch eine Trennung von Essen und Trinken gewöhnen. Nach der Operation kommt es häufiger vor, dass noch zu große Portionen gegessen werden. Beim Schlauchmagen führt das zu Druckgefühl und Schmerzen bzw. zum Erbrechen von Speichel. Oft führen schon geringe Nahrungsmengen zu einem Völlegefühl. Wird das ignoriert, kann es ebenfalls zu Schmerzen und Erbrechen kommen.

In Studien hat man das Auftreten von Magen-Darm-Beschwerden bei Patienten nach einer Schlauchmagen- und Magenbypass-Operation verglichen. Das Ergebnis zeigte, dass beide OP-Methoden gleich gut vertragen wurden. Verfahrenstypisch kam es nach der Schlauchmagen-OP lediglich häufiger zu Sodbrennen, nach einem Magenbypass häufiger zu Bauchschmerzen.

Magen-Darm-Beschwerden nach der OP treten häufiger auf, wenn Sie rauchen.

Interessant: Es ist bekannt, dass Rauchen das Risiko für Magen-Darm-Beschwerden erhöht – sowohl nach Magenbypass als auch nach einer Schlauchmagen-OP.

Durchfall

Durchfall ist bei 46 Prozent der Patienten mit Magenbypass beschrieben.[12] Von Durchfall (Diarrhoe) spricht man bei mehr als drei flüssigen Stuhlgängen pro Tag. Grundsätzlich sollte Durchfall nach einer Adipositas-Operation aber immer ein Warnsignal sein, weil der Körper viel Flüssigkeit verliert, die man möglicherweise durch Trinken alleine nicht wieder auffüllen kann. Tritt Durchfall auf, sollte dies immer ärztlich abgeklärt werden. Durchfall ist nicht nur lästig, sondern kann ganz unterschiedliche Ursachen haben und mitunter auch gefährlich sein.

Durchfall nach einer Adipositas-Operation kann ein Warnsignal sein.

In der frühen Phase nach einem Magenbypass sind Durchfälle oft durch die gewollte Verkürzung der Verdauungsstrecke bzw. ausgeschaltete Dünndarmanteile bedingt und gehen oft von selbst zurück. Später können sie jedoch auch in Zusammenhang mit einem Dumping-Syndrom (siehe Seite 83) auftreten und bedürfen dann einer Behandlung mit Ernährungsumstellung und gegebenenfalls operativer Anpassung des Bypass. Kommt es bei Durchfällen zu unkontrolliertem Flüssigkeitsverlust, droht eine Austrocknung des Körpers (Exsikkose) bis hin zum Nierenversagen.

Verstopfung

Nach dem Eingriff essen Sie deutlich weniger, daher produzieren Sie auch weniger Stuhlgang. Von Verstopfung (Obstipation) spricht man, wenn Sie seltener als zweimal pro Woche Stuhlgang haben. Grund ist oft, dass zu wenig getrunken wurde oder die Nahrung zu wenige Ballaststoffe enthält.

Ballaststoffe sind nicht gleich Ballaststoffe (siehe auch Seite 47). Optimal sind lösliche Ballaststoffe wie beispielsweise Pektin, Inulin, Guar, Oligofruktose und lösliche Hemizellulose aus Obst, Gemüse und Kartoffeln. Achten Sie auch auf ausreichende Bewegung. Diese fördert ebenso die Verdauung. Steigern Sie außerdem Ihre Trinkmenge, empfohlen werden in der Regel 1,5 bis zwei Liter pro Tag.

Fettverwertungsstörung

Bei einer Magenbypass-Operation wird die Möglichkeit, Fett aufzunehmen, deutlich reduziert. Dadurch nimmt man natürlich leichter ab. Es fehlen dem Organismus aber auch die fettlöslichen Vitamine A, D, E und K sowie andere Mikronährstoffe.

Fehlen die fettlöslichen Vitamine, treten u. a. folgende Symptome auf: Bei einem Vitamin-A-Mangel eine Nachtblindheit, bei Vitamin-D-Mangel kann es zu Haarausfall, Infektanfälligkeit, Knochenerweichung und Depressionen kommen. Ein Vitamin-E-Mangel steht mit Blutarmut und Infektanfälligkeit in Verbindung, ein Mangel an Vitamin K mit Knochenerweichung, einem erhöhten Risiko für Verkalkung der Herzkranzgefäße und Antriebslosigkeit.

Fettstühle sind die Folge von unverdautem Fett, das auf natürlichem Wege wieder ausgeschieden wird. Der Stuhl ist voluminös, schaumig, lehmfarben und hat einen penetranten Geruch. Um Fettstühlen vorzubeugen, sollte die Fettzufuhr auf 40 Gramm täglich reduziert werden. Zur Orientierung: 40 Gramm Fett entsprechen etwa zwei Esslöffel Öl, einem kleinen Esslöffel Butter oder Margarine, einem kleinen Ei und eineinhalb Scheiben Käse.

Verstopfung – Durchfall – Fettstühle: keinesfalls ignorieren!

Reicht die Ernährungsumstellung nicht aus, gibt es die Möglichkeit, Fett im Darm durch den Nahrungszusatz Lipase aufzuspalten und so die Ausscheidung von Fett zu verhindern. Empfohlen ist eine Dosierung von 1000 Internationalen Einheiten (IE) auf ein Gramm Fett. Lipase ist ein natürliches Verdauungsenzym, das in der Bauchspeicheldrüse gebildet wird. Lassen sich bei Ihnen Fettstühle erfolgreich durch die Gabe von Lipase verhindern, kann diese Nahrungsergänzung bedenkenlos auch langfristig eingenommen werden.

Dumping-Syndrom: Plötzliche Sturzentleerung

Im Zusammenhang mit einer Adipositas-Operation hört man öfter das Wort Dumping. Zu unterscheiden sind das Früh- und Spätdumping. Beim Frühdumping geht es um einen plötzlichen Blutdruckabfall, verbunden mit einer Sturzentleerung des Mageninhaltes in den Dünndarm und anschließendem Durchfall. Dies passiert, wenn entweder zu viel Nahrung aufgenommen oder diese mit dem Trinken heruntergespült wurde und dadurch zu viel unzerkleinerte Nahrung in den Dünndarm gelangt. Die Reaktion des Körpers darauf kommt mehr oder minder sofort.

Weitere Symptome beim Frühdumping sind Druck im Oberbauch, Schmerzen, Blähungen Übelkeit, Brechreiz, Schwindel oder Müdigkeit. Die Folgen lassen sich meist durch Maßnahmen wie eine Diät günstig beeinflussen, gegebenenfalls auch mit Medikamenten. Das Frühdumping kommt häufig beim Magenbypass, seltener beim Schlauchmagen vor. Versuchen Sie, vorsorglich langsamer zu essen und besser zu kauen. Vermeiden Sie zudem, gleichzeitig zu essen und zu trinken. Am besten ist dazwischen eine Pause von mindestens 30 Minuten.

Das Spätdumping hat eine andere Ursache und bezeichnet in der Regel einen ausgeprägten Unterzucker ein bis drei Stunden nach der Nahrungsaufnahme. Dieser entsteht dadurch, dass Süßes genascht wird. Die Symptome sind Schwäche, Schwindel, Reizbarkeit und Heißhunger. Während das Frühdumping durch sofortige Beschwerden auffällt, ist einem der Zusammenhang zwischen vermeintlich harmlosem Naschen und Spätdumping nicht immer gleich klar. Umso wichtiger ist, sich immer vor Augen zu halten: Greifen Sie bei Kohlenhydraten stets zu ballaststoffreichen Varianten statt zu schnell verfügbaren Kohlenhydraten aus Zucker und Weißmehlprodukten. Wenn Sie Lust auf Süßkram verspüren, können Sie z. B. pektinhaltige Lebensmittel wie einen Apfel bevorzugen.

Ein Frühdumping mit einer Sturzentleerung von Mageninhalt kommt beim Magenbypass häufiger vor.

Lebensmittelunverträglichkeit

Auch Lebensmittelunverträglichkeiten können sich nach einer Adipositas-Operation neu entwickeln, sie äußern sich in Völlegefühl, Übelkeit, Durchfällen und Unwohlsein. Unterschieden wird zwischen einer Abneigung gegen Lebensmittel und echten Unverträglichkeiten, z. B. auf glutenhaltige Lebensmittel (Weizenprodukte), Milchprodukte (Laktose) und/oder Obst (Fruktose).

Bei einer Laktoseunverträglichkeit besteht beispielsweise ein Mangel an dem Verdauungsenzym Laktase, welches den Milchzucker (Laktose) in seine Bestandteile Galaktose und den Traubenzucker Glukose aufspaltet. Dass sich eine Laktoseunverträglichkeit nach einer Adipositas-OP entwickelt, hat wahrscheinlich damit zu tun, dass der Speisebrei zu schnell durch den Darm transportiert und weniger Laktose produziert wird.[12] Patienten mit einem Magenbypass sind häufiger betroffen als Patienten mit einem Schlauchmagen.

Der Kostaufbau nach der Operation sollte daher laktosearm begonnen werden. Auch später sind Milchprodukte oft nur in kleinen Mengen verträglich. Empfehlenswert sind säuerlicher Naturjoghurt ohne Zusätze, Dickmilch, Kefir und bestimmte Käsesorten. Von Natur aus laktosefrei sind z. B. Parmesan, Camembert, Gorgonzola, Blauschimmelkäse, Gouda und Emmentaler. Zu deren Herstellung werden bestimmte Bakterien eingesetzt, die während der Reifung Milchzucker in Milchsäure umsetzen.

Tipp: Die meisten industriell hergestellten Fertigprodukte, viele Süßigkeiten, Brot- und Backwaren, Soßen, Instant- und Tiefkühlgerichte sowie Konserven enthalten viel Laktose. Sollten bei Ihnen Beschwerden nach dem Genuss solcher Lebensmittel auftreten, können Nahrungsergänzungsmittel mit Laktase Abhilfe schaffen. Laktase ist z. B. in Form von Pulvern, Kautabletten oder Kapseln erhältlich. Die Laktasedosis der Präparate wird als FCC (Abkürzung engl. für food chemical index) angegeben und hängt von Art und Menge der laktosehaltigen Kost ab. Lassen Sie sich daher im Falle einer Laktaseeinnahme hinsichtlich der für Sie passenden Dosierung beraten.

Sodbrennen und Reflux

Die Refluxkrankheit ist eine typische Begleiterkrankung der Adipositas, äußert sich über Sodbrennen oder saures Aufstoßen und bewirkt, dass die Speiseröhre von Magensäure verätzt wird. In der Folge kommt es zu Schleimhautveränderungen, die bösartig werden können.

Die Behandlung beim Reflux bedeutet in erster Linie die Einnahme von säureblockierenden Medikamenten, eine Anpassung der Nahrungsmenge und eine Steigerung des Eiweißanteils beim Essen, da Eiweiß Säure bindet. Unabhängig von den individuellen Beschwerden sollten nach einer Schlauchmagen-Operation regelmäßige Magenspiegelungen zur Standardnachsorge gehören, um auf Schleimhautveränderungen frühzeitig reagieren zu können.

Eine Magenbypass-Operation bessert in der Regel den Reflux und ist sogar als Anti-Reflux-Operation zugelassen. Die hierzu vorliegenden Studienergebnisse sind insbesondere bei der Adipositas sehr gut. Zu unterscheiden ist die Art des Magenbypass. Sehr gute Ergebnisse liegen für einen klassischen Roux-en-Y-Magenbypass (RYGB) vor. Mehr zu den verschiedenen Methoden finden Sie ab Seite 97.

> Der Roux-en-Y-Magenbypass ist eine Anti-Reflux-Operation.

Wie bei Katherine (26) mit dem Übergewicht die Begleiterkrankungen verschwanden

2017 bekam ich einen Schlauchmagen, da ich mehrere Begleiterkrankungen, Diabetes mellitus Typ 2, Schilddrüsenprobleme und sehr starke Schmerzen, hatte. 2020 bekam ich einen Reflux und dieser wurde von Herrn Professor Schopf mittels der Umwandlung zu einem Magenbypass beseitigt. Seitdem geht es mir sehr, sehr gut – ich habe mittlerweile ca. 60 Kilogramm abgenommen. Auch mein

Sodbrennen ist weg, ich habe keine einzige Begleiterkrankung mehr und muss keine Medikamente einnehmen. Ich bin wahnsinnig zufrieden, dass ich diesen Weg damals gegangen bin. Er war und ist mitunter steinig, und ich muss mir immer wieder klarmachen, dass der Kopf nicht mitoperiert worden ist: Es ist ein täglicher Kampf mit sich selbst und man muss dahinterstehen, um seinen Weg weiterhin gehen zu können. Ich wünsche allen, die in dieser Zeit Hilfe brauchen, dass sie zu uns kommen. Mittlerweile bin ich stellvertretend für die Selbsthilfegruppe in Bad Aibling (adipositas-bad-aibling.de) zuständig und für jeden da, der in dieser schwierigen Zeit Hilfe benötigt.

Stenose: Engstelle in Magen und Darm

Nach jeder Adipositas-Operation kann auch eine Engstelle im Magen und/oder Darm auftreten. Als Symptom in den ersten Wochen nach der OP stellt bisher vertragene Nahrung nun ein Problem dar: Sie rutscht nicht mehr richtig durch die Magen-Darm-Passage. Spürbar wird das durch Übelkeit, Völlegefühl und Erbrechen. Diese Symptome sind zwar in den ersten Tagen nach der OP normal, treten sie jedoch nach Wochen erneut auf, sollte im Adipositaszentrum auf eine Engstelle hin untersucht werden.

Beim Schlauchmagen findet sich die häufigste Engstelle im unteren Drittel des Magenschlauches, beim Magenbypass an der Verbindung vom Magenpouch – ein chirurgisch gebildeter kleiner Vormagen am Mageneingang – zum Dünndarm. Beide Stellen sind mithilfe einer Magenspiegelung gut zugänglich und können während der Spiegelung aufgedehnt werden.

Koliken durch Gallensteine

Durch das massive Abnehmen nach der OP bilden sich leichter Gallensteine. Das hat damit zu tun, dass bei weniger Nahrung auch weniger Gallenflüssigkeit aus der Gallenblase abfließt. Der verbleibende Rest kann verklumpen und so zu Gallensteinen führen. Mitunter kann es erforderlich werden, dass die Steine operativ entfernt werden. Löst sich ein Gallenstein aus der Gallenblase und bleibt im Gallengang hängen, sollte er über eine Magenspiegelung geborgen werden.

Wichtig: Ist die Gallenblase bereits vor der Operation steingefüllt und bereitet sie Beschwerden (Koliken), sollte sie vor oder während der Adipositas-Operation entfernt werden, denn nach der OP können sich durch das seltenere Entleeren zusätzliche Steine in der Gallenblase bilden. Damit steigt das Risiko weiterer Gallenkoliken.

Adipositas und Psyche

Jede OP hinterlässt Spuren, auch in der Psyche. Doch vermutlich ist diese OP noch anders als das, was man sonst von beispielsweise einem Blinddarm oder Beinbruch kennt. Ihr gesamter Magen-Darm-Trakt wurde verändert, teilweise recht eindrücklich. Dieser Eingriff in die Anatomie entgeht weder dem Körper noch der Psyche. Aber: Ihre Psyche wurde nicht operiert, und die hinkt jetzt quasi hinterher. Sie muss buchstäblich eingefangen werden, damit altbekannte Verhaltensmuster nicht den Erfolg der Operation mindern. Konkret: Sie müssen mit Unterstützung der Experten in Ihrem Adipositaszentrum Ihrer Psyche aktiv beibringen, dass jetzt alles in Bezug auf das Essen anders wird.

> Die ideale Haltung für die Zeit nach der OP und das Erlernen neuer Gewohnheiten ist Achtsamkeit.

Achtsamkeit ist eine Technik, die Ihnen dabei helfen wird, neue Gewohnheiten in Ihren Alltag zu integrieren (siehe auch Seite 51). Das Neue ist von selbst da, es sollte von Ihnen nach der Operation aktiv begleitet werden. Nutzen Sie daher bitte die Tage nach der OP mit Achtsamkeit und Neugierde. Je mehr Sie sich selbst achtsam durch die neue Situation steuern – ohne sich zu überfordern – desto besser funktioniert der Neustart. Sie können es sich wie das Drücken der Resettaste am Computer vorstellen. Und ich kann nicht oft genug betonen: Jetzt kommt es ganz auf Sie an!

In der Wissenschaft sind die Auswirkungen einer Adipositas-Operation auf die Psyche immer wieder Gegenstand kontroverser Diskussionen, denn Veränderungen des Organismus nach dem Eingriff können durchaus psychische Probleme begünstigen. Beispiel: Ein postoperativer Eiweißmangel kann zu chronischer Müdigkeit führen, was bei entsprechend veranlagten Menschen eine Depression begünstigen kann. Eisenmangel führt zu einer erhöhten Reizbarkeit, Antriebsstörungen, Kopfschmerzen und kann ebenfalls eine Depression begünstigen. Ein Vitamin-B12-Mangel beeinträchtigt die Merkfähigkeit, um nur einige Beispiele zu nennen.

Das Zusammenspiel von Adipositas und Psyche ist insgesamt sehr komplex.

Auch wissenschaftliche Artikel, die sich mit den Auswirkungen einer Adipositas-Operation auf eine bestehende Depression befassten, berichten von recht unterschiedlichen Ergebnissen. Einerseits profitierten Patienten mit vorbestehender Depression von der Operation. In anderen Studienfällen kam es danach jedoch vermehrt zu psychischen Problemen und Depressionen. Relativ eindeutig ist die Studienlage lediglich dahingehend, dass sich eine vorbestehende Depression zumindest kurzfristig nach dem Eingriff bessert. Das Zusammenspiel von Adipositas und Psyche ist insgesamt sehr komplex, sodass sich für den langfristigen Verlauf keine seriösen Aussagen treffen lassen.

Umso bedeutsamer ist eine gut strukturierte und lückenlose individuelle Nachsorge. Gelingt es beispielsweise, Mangelerscheinungen zu vermeiden und psychische Probleme rechtzeitig gegebenenfalls psychotherapeutisch zu behandeln, hat die Adipositas-Operation durchaus sehr positive Auswirkungen auf die Psyche.

Kommt eine OP für mich infrage?

Nun haben Sie die wichtigsten Vorteile, aber auch Komplikationen kennengelernt. Die Frage bleibt: Kommt für Sie persönlich eine Adipositas-Operation infrage? Die Antwort lautet Ja, wenn Ihr Body Mass Index (siehe Seite 13) größer als 40 ist oder bei einem BMI über 35 bereits typische Begleiterkrankungen der Adipositas bestehen.

Auch wenn die aktuelle medizinische Leitlinie immer noch von Adipositaschirurgie als „letztem Schritt" spricht, ist es aufgrund der erdrückenden Studienlage – wonach die Adipositaschirurgie jeder konservativen Therapie eindeutig überlegen ist – nicht mehr zeitgemäß, an der starren Regel festzuhalten, dass vorher alle konservativen Therapie ausgeschöpft sein müssen. Die hier gemachten Angaben zur konservativen Therapie vor einer eventuellen Operation bieten daher nur einen groben Rahmen, der individuell ausgedehnter oder auch weniger intensiv ausfallen kann.

In der Regel haben Sie sechs Monate Zeit, um innerhalb dieser Therapie zu lernen, den eigenen Lebensstil nachhaltig zu ändern. Anschließend werden Ihre Unterlagen durch ein Team aus Experten verschiedener Fachrichtungen geprüft. Darunter Adipositaschirurgen, Internistinnen mit adipositaschirurgischer Erfahrung, Psychotherapeuten, Ernährungsfachkräfte oder Ernährungsmedizinerinnen mit adipositaschirurgischer Erfahrung und gegebenenfalls Diabetologen.

In der Regel haben Sie sechs Monate Zeit, um innerhalb der Therapie zu lernen, den eigenen Lebensstil nachhaltig zu ändern.

Voraussetzungen für die OP

- Die konservativen Maßnahmen sind erschöpft, Sie haben durch das multimodale Therapiekonzept, das Sie im zweiten Kapitel kennengelernt haben, in einem halben Jahr nicht mehr als 15 Prozent (bei Adipositas Grad II) bzw. nicht mehr als 20 Prozent (bei Adipositas Grad III) Ihres Ausgangsgewichts abgenommen.
- Oder: Sie haben zwar mehr als 15 bzw. 20 Prozent abgenommen, aber Ihre Begleiterkrankungen (z. B. Diabetes, Schlafapnoe) bestehen trotz konservativer Therapie weiter.
- Oder: Der Effekt der konservativen Therapie war nicht dauerhaft: Sie haben zwar erst gut abgenommen, aber innerhalb eines Jahres wieder zehn Prozent zugenommen.

Ausnahmesituationen, in denen eine OP auch ohne Einhalten einer sechsmonatigen konservativen Therapie notwendig werden kann:

- Bei übermäßiger Adipositas mit einem BMI über 50
- Wenn der Erfolg eines multimodalen Therapiekonzepts vom Expertenteam als aussichtslos eingestuft wird
- Bei besonders schweren Begleiterkrankungen, bei denen eine OP nicht aufgeschoben werden kann (z. B. bewegungseinschränkende Gelenkerkrankungen, schwere Herzschwäche)

Wichtige OP-Methoden

Ich möchte Ihnen nun die gängigsten OP-Verfahren vorstellen. Die historische Entwicklung der Adipositaschirurgie reicht deutlich weiter zurück, als viele denken. Schon in den 1950er-Jahren wurden erste Operationen durchgeführt, die darauf abzielten, die Anatomie des Darmtraktes so zu verändern, dass operierte Patienten Gewicht verlieren.

1966 wurde der erste Magenbypass durchgeführt, nachdem klar wurde, dass Patienten durch Magenkrebsoperationen – die hinsichtlich der anatomischen Veränderungen einem Magenbypass doch recht nahekommen – deutlich Gewicht reduzierten. Diese frühen Magenbypässe wurden damals in offener Technik, also mit einem großen Bauchschnitt durchgeführt. Dies führte zu teils erheblichen Komplikationen, sodass sich diese Technik nicht wirklich durchsetzen konnte.

Erst 1994 gelang in den USA die erste Durchführung eines Magenbypasses in laparoskopischer Technik, auch Schlüssellochtechnik genannt. Dabei wird auf einen großen Bauchschnitt verzichtet. Stattdessen werden eine Kamera und lange Instrumente durch vier bis fünf ca. 0,5 bis 1 Zentimeter kleine Schnitte in den Bauchraum eingeführt. Das Operationsgebiet wird über einen Bildschirm angezeigt. Auf diese Weise kann die Komplikationsrate deutlich gesenkt werden. Diese minimalinvasive Methode ohne größere Schnitte verbreitete sich seinerzeit rasant, bald wurden zahlreiche Patienten mittels eines laparoskopischen Magenbypasses operiert.

> Die Schlüssellochtechnik verhalf der Adipositaschirurgie zu ihrem Durchbruch.

Die Reduktion der operationsbedingten Komplikationen durch den Einsatz der minimalinvasiven Techniken, die heute wirklich beeindruckende Effektivität unterschiedlicher Operationsmethoden und die zunehmende Anzahl von schwer übergewichtigen Menschen hat inzwischen zu einer weiten Verbreitung der bariatrischen Chirurgie geführt. Im Folgenden erhalten Sie einen kleinen Einblick in häufige und weniger häufige Operationstechniken, und wann welche Methode bevorzugt wird.

Schlauchmagen-Operation (Sleeve Gastrektomie)

Der Name dieser Operationstechnik gibt bereits einen Hinweis darauf, dass der Magen verkleinert wird. Das bedeutet, dass ca. 80 Prozent entfernt werden und nur ein schlauchförmiger Restmagen übrig bleibt. Eine Technik, die auch bei extrem adipösen Menschen recht sicher einzusetzen ist. Nahrung, die Sie nach einer Schlauchmagen-Operation zu sich nehmen, geht auch weiterhin auf normalem Weg nach unten: durch die Speiseröhre, Mageneingang, den Schlauchmagen, Magenausgang, Zwölffingerdarm und schließlich in den Dünndarm.

Bei diesem Eingriff wird der Magen an seiner Außenkante (große Kurvatur) von allem Begleitgewebe befreit, sodass er bis zum Zwerchfell vollständig mobil ist. Dann wird durch den Narkosearzt eine relativ dicke Magensonde in den Magen geschoben, entlang derer die Durchtrennung des Magens in vertikaler Richtung, knapp oberhalb des Magenausgangs beginnend, bis zum Übergang zwischen Speiseröhre und Magen erfolgt.

In großen Vergleichsuntersuchungen zwischen den einzelnen Operationsverfahren schneidet die Schlauchmagen-Operation hinsichtlich der Gewichtsreduktion nicht wesentlich schlechter ab als andere Verfahren. Ein Problem ist aber eine recht hohe Zahl an Patienten, die nach dieser Operation Refluxbeschwerden hat. Ungefähr ein Drittel der operierten Patienten entwickelt z. B. derart ausgeprägtes Sodbrennen, dass Folgeeingriffe bis hin zur Umwandlung in einen Magenbypass erforderlich werden.

> Besteht bereits vor einer Adipositas-OP eine Refluxkrankheit mit Sodbrennen, sollte keine Schlauchmagen-Operation durchgeführt werden.

Besteht bereits vor einer Adipositas-Operation eine Refluxkrankheit mit Sodbrennen, sollte keine Schlauchmagen-Operation durchgeführt werden, weil dadurch die Refluxkrankheit schlimmer werden kann. Andererseits ist diese OP die Methode

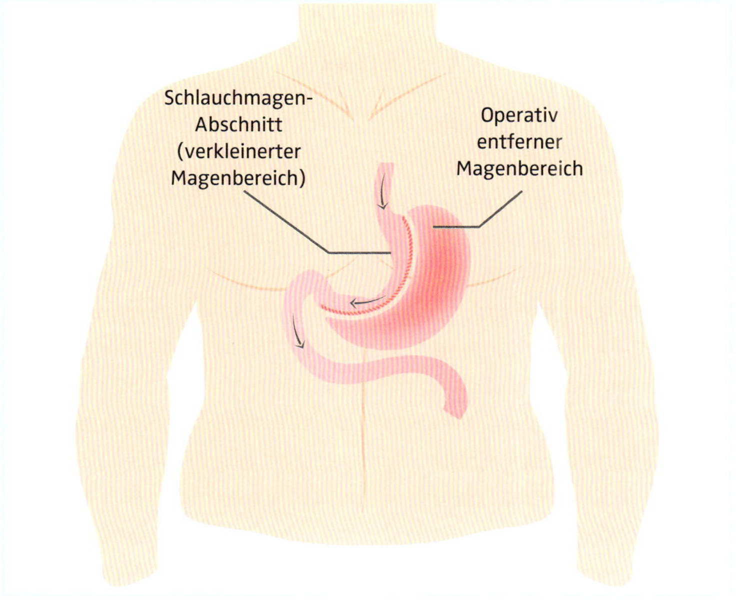

Schlauchmagen-Operation

der Wahl bei Patienten, bei denen aufgrund von Vorerkrankungen (z. B. chronisch-entzündliche Darmerkrankungen) oder einer dauerhaften Medikamenteneinnahme (z. B. Immunsuppressiva nach einer Organtransplantation) die Anatomie des oberen Magen-Darm-Abschnitts nicht wesentlich verändert werden sollte.

Patientin mit einem Schlauchmagen am Morgen des dritten Tages nach der OP

Bereits als Kind wog ich mehr als meine Altersgenossen, meine Gewichtzunahme begann mit der Scheidung meiner Eltern. Von da an begann ich, alle negativen Gefühle wie Frust, Angst oder einfach Langeweile mit Essen zu kompensieren. Schon im Jugendalter befand ich mich mehrmals in stationären Rehakliniken, in psychotherapeutischen Wohngemeinschaften für Essstörungen und ähnlichen Einrichtungen, um dem Übergewicht entgegenzuwirken. Bei all diesen Maßnahmen nahm ich auch ab, meist um die 13 Kilo binnen sechs

Wochen. Die Freude über die Gewichtsabnahme hielt leider nie lang an, denn obwohl ich ausführlich über Lebensmittel, deren Zufuhr und über Bewegung aufgeklärt wurde, nahm ich binnen kürzester Zeit wieder das Doppelte an Gewicht zu. Mein Gewicht stagnierte in den Folgejahren extrem, und keine Diät oder Maßnahmen wie Metabolic Balance schienen dauerhaft zu wirken.

An Bewegung mangelte es nie, selbst mit meinem Höchstgewicht von 180 Kilogramm schaffte ich es, die Höllentalklamm in Garmisch zu besuchen. Das Gewicht erschwerte jede Bewegung, sodass jeder Schritt eine Last darstellte. Ich musste alle fünf Minuten eine Pause einlegen, und dies nicht, weil ich ein zu schnelles Tempo an den Tag legte, sondern mir die leichteste Steigung bereits zu schaffen machte. Angekommen war ich total stolz und glücklich.

Viele Jahre überlegte ich, ob ich den Schritt zu einer bariatrischen Operation wagen sollte, doch leider beeinflussten mich manche Aussagen zu stark. Zum Beispiel, dass die Operation der einfachere Weg sei, jeder, der nicht auf dem konservativen Weg abnehmen könne, zu schwach sei und vieles mehr. Mir war aber klar, dass ich alles Erdenkliche auf dem konservativen Weg bereits vergeblich versuchte hatte und der psychische und physische Leidensdruck einfach zur groß wurden.

Jeder Mensch hat im Leben seine ganz persönlichen Hürden zu überwinden, und da man weiß, wie schwer einem das Leben manchmal erscheinen kann, fand ich stets Freude in den kleinsten Dingen. Doch das Leben mit knappen 180 Kilogramm erschwerte mir die positive Sicht so sehr, dass es Tage gab, an denen ich weder Freude noch einen Sinn im Leben fand. Ich entschloss mich daraufhin, Chirurgen aufzusuchen, die bariatrische Operationen durchführen. Die Gespräche waren alle sehr kurz gehalten, und spätestens nach meiner Frage bezüglich der Kostenübernahme durch die Krankenkasse wurde ich sehr schnell abgewimmelt. Ich fühlte mich hilflos und wusste nicht mehr weiter. Nach all den Jahren hatte ich mich getraut, um Hilfe zu bitten, und wurde nur abgewimmelt.

Ich ging zu einer Hausärztin, die ich zuvor nicht kannte, und sagte ihr, dass ich einfach nicht mehr weiterwüsste. Eigentlich wollte ich mir mit einem Attest eine Auszeit von der Arbeit nehmen, da mir alles zu viel wurde. Wie es der Zufall wollte, hatte ich das wahnsinnige Glück, dass die Ärztin als Chirurgin tätig war und mir den Kontakt zum Adipositaszentrum in Bad Aibling vermittelte. Bereits beim ersten Gespräch merkte ich, dass ich hier die notwendige Hilfe bekommen würde. Mir wurde nicht – wie zuvor – einfach nur der Zettel mit dem multimodalen, konservativen Behandlungskonzept (MMK) in die Hand gedrückt, sondern jeder einzelne Punkt erklärt.

Über die Etappen, die das MMK mit sich bringt, konnte ich mich ausreichend mit der Operation, den Vorbereitungen und der Nachsorge auseinandersetzen. Ich empfehle niemandem, die Operation als Selbstzahler schnell hinter sich zu bringen, da, abgesehen von der mentalen Vorbereitungszeit, die dann fehlt, auch wichtige Informationen gar nicht genügend verinnerlicht werden können. Ich war verblüfft, wie gut das Adipositaszentrum intern vernetzt ist. Von Chirurgen, Koordinatoren bis hin zur tollen Ernährungsberaterin. Ich hatte stets jemanden an meiner Seite, bei dem ich mir einen Rat holen konnte. Da ich in so guten Händen war, traute ich mir nach jahrelangem Zögern den Schritt zur Schlauchmagen-Operation zu.

Meine Operation fand an einem Dienstagvormittag statt. Gegen halb zehn wurde ich in die Operationsvorbereitung gebracht. Ich wurde umgebettet, die Zugänge wurden gelegt und ich wurde während des Wartens nett unterhalten, um mir die Aufregung zu nehmen. Obwohl ich recht gelassen war, hielt einer der Auszubildenden des Narkoseteams meine Hand. Ich werde seine beruhigende Ausstrahlung und Stimme niemals vergessen.

Ich befand mich bis kurz nach 14 Uhr im Aufwachraum, die Schmerzen waren die Hölle. Jeder Atemzug tat so unheimlich weh, dass ich die Luft des Öfteren anhielt, doch der erste Atemzug danach war meist noch viel schmerzhafter. Ich machte mich durch lautes Stöhnen bemerkbar und bekam mehr Schmerzmittel. Kurz bevor es auf mein Zimmer ging, sollte ich mich mit Unterstützung auf die Seite drehen, um frischgemacht zu werden; dabei wurde der Rücken mit etwas Salbe eingerieben. Ich muss sagen, dass dies der schmerzhafteste Moment während meines Krankenhausaufenthalts war.

Kaum auf meinem Zimmer angelangt, hatte ich bereits keine Schmerzen mehr. Noch benommen von der Narkose schlief ich viel, doch leider ging es meiner Zimmergenossin sehr schlecht, weshalb in der Nacht ständig Pfleger ins Zimmer kamen und an Schlaf nicht zu denken war. Um vier Uhr morgens entschloss ich mich deshalb zu meinem ersten Spaziergang, der mir erstaunlich leichtfiel. Ich verspürte keine Schmerzen, lediglich ein Druckgefühl in Höhe der Drainage. Daher ging ich ab Tag eins nach der Operation ständig spazieren.

Seit der OP befinde ich mich in der Flüssigphase, das heißt, es gibt Naturjoghurt und Gemüsebrühe zu den Mahlzeiten. Von der Gemüsebrühe bekam ich maximal vier Teelöffel runter. Ich entschied mich stattdessen für den Joghurt, da waren es so zwei Teelöffel. Wir sollen über den Tag verteilt auch ausreichend Wasser trinken. Ich hätte nie gedacht, dass dies so eine schwierige Aufgabe werden könnte, denn jeder Schluck Wasser, war er noch so winzig, löste ein Druckgefühl im Magen aus. Es fühlte sich an, als hätte man eben einen Liter Wasser weggetrunken.

Am zweiten Tag nach der OP wurde die Drainage entfernt. Vor dem Ziehen der Drainage, die sich im Bauchraum befand, hatte ich mehr Angst als vor der OP selbst. Völlig zu Unrecht, da dies total schnell und schmerzlos geschah. Den gesamten zweiten Tag litt ich unter Übelkeit. Leider halfen bislang weder ein Tropf noch die Tabletten. Auch wenn ich nicht auf den Liter Wasser komme, den ich trinken soll, hoffe ich auf meine Entlassung am dritten Tag nach der OP. Jetzt freue mich auf mein Leben 2.0.

Magenbypass (RYGB)

Den Begriff Bypass kann man im medizinischen Sprachgebrauch mit dem Wort Umleitung übersetzen. Ziel einer klassischen Magenbypass-Operation – dem Roux-en-Y-Magenbypass (RYGB) – ist es, durch die Umleitung des Essens um den Magen und den Zwölffingerdarm herum eine Trennung des Speisebreis von den dort lokalisierten Verdauungssäften zu erreichen. Dazu werden zwei künstlich geschaffene Verbindungen geschaffen. Der Vorteil: Durch die Umleitung und den verspäteten Kontakt der Nahrung mit den Verdauungssäften wird nur noch ein Bruchteil der zugeführten Nährstoffe vom Darm aufgenommen. Der Rest wird ausgeschieden.

> Beim Magenbypass wird das Essen um Magen und Zwölffingerdarm herumgeleitet und daher „schlechter" verdaut.

Dies wird dadurch erreicht, dass knapp unterhalb des Mageneingangs ein Magenpouch – eine kleine Magentasche, ca. drei Zentimeter breit und fünf bis sechs Zentimeter lang – gebildet und dieser mit einer Dünndarmschlinge verbunden wird. Diese erste Verbindung wird obere Anastomose genannt.

Damit konsumiertes Essen aber trotzdem irgendwann verdaut werden kann, werden Speisebrei und Verdauungssäfte durch eine zweite Nahtverbindung wieder zusammengeführt. Diese liegt zwischen dem Dünndarmabschnitt, der den Nahrungsbrei weiter nach unten transportiert, und dem Abschnitt, in dem die Verdauungssäfte fließen. Diese zweite Verbindung wird untere Anastomose genannt.

Die beschriebenen Veränderungen der Nahrungspassage führen dazu, dass beim Magenbypass verschiedene Effekte der Adipositaschirurgie zum Tragen kommen: Der kleine Magenpouch führt zu einem Völlegefühl, bereits nach geringer Nahrungsmenge. Man spricht auch von einer Nahrungsrestriktion. Dadurch, dass Teile des Dünndarms ausgeschaltet sind, ist die Verdauungsstrecke verkürzt, es wird also auch schlechter verdaut (Maldigestion), somit werden weniger Kalorien aus der Nahrung aufgenommen (Malabsorption).

Entscheidend ist auch, dass der Zwölffingerdarm aus der Nahrungspassage ausgeschaltet ist. Dies scheint entscheidend zum antidiabetischen Effekt des Magenbypasses beizutragen.

Bei der aktuell am weitesten verbreiteten Technik werden durch die geschilderte Umleitung ca. 2,5 Meter des Dünndarms aus der Verdauungsaktivität herausgenommen. Mediziner sprechen auch von einem proximalen Magenbypass. Wird die untere Anastomose deutlich später gesetzt, damit also auch die Strecke an Dünndarm verkürzt, die zur Verdauung der Nahrung zur Verfügung steht, ist von einem distalen Magenbypass die Rede. Diese Technik hat sich aber nicht durchgesetzt, da hier auch mit schweren Durchfallproblemen und Mangelerscheinungen zu rechnen ist.

Magenbypass

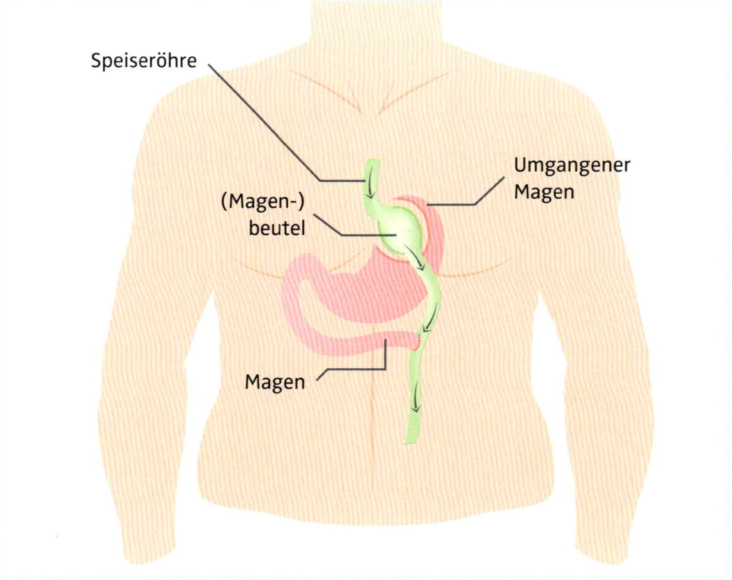

Minibypass (OAGB)

Der im deutschen Sprachgebrauch als Ein-Anastomosen-Bypass oder auch Minibypass bezeichnete Eingriff führt dazu, dass Essen durch nur eine Verbindungsstelle um den Großteil des Magens und um den Zwölffingerdarm herum umgeleitet wird. Die wissenschaftliche bzw. englische Bezeichnung ist One Anastomosis Gastric Bypass (OAGB).

Im Gegensatz zum klassischen Magenbypass ist bei dieser Variante der Magenpouch so groß wie ein Schlauchmagen, wird aber knapp oberhalb des Magenausgangs ebenfalls durchtrennt. Dieser lange und schmale Magenpouch wird dann mit einer Dünndarmschlinge verbunden, ca. 1,5 Meter unterhalb des Übergangs von Zwölffingerdarm und Dünndarm.

Im Gegensatz zum klassischen Magenbypass ist bei dieser Variante der Magenpouch so groß wie ein Schlauchmagen.

Im Gegensatz zum Magenbypass erfolgt beim Minibypass die Durchmischung von Nahrungsbrei und Verdauungssäften direkt nach dem Passieren des Magens, es wird keine zweite Nahtverbindung mehr durchgeführt. Die wissenschaftliche Datenlage zu diesem Vorgehen ist noch uneinheitlich, Fakten über Langzeitergebnisse liegen nicht in verlässlicher Form vor.

Minibypass

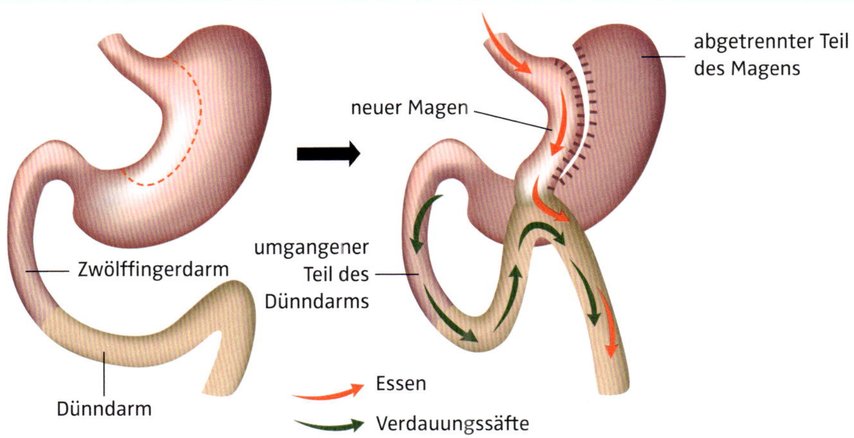

Ein Problem beim Minibypass kann der frühe Kontakt von konzentriertem Gallensaft mit der Magenschleimhaut und damit einhergehenden Schleimhautschäden sein. Ob und inwiefern dadurch die Bildung eines bösartigen Tumors im Bereich des Magenpouchs begünstigt wird, ist unklar.

SADI-S-Bypass

Der SADI-S (Abkürzung engl. für single anastomosis duodenoileale bypass mit sleeve) ist eine Kombination aus der beschriebenen Schlauchmagen-Operation (Sleeve) mit einem sogenannten Omega loop-Bypass. Bei diesem Verfahren, das dem Minibypass ähnelt, wird zunächst die Schlauchmagen-Operation durchgeführt. Anschließend erfolgt das Durchtrennen des Darms knapp unterhalb des Magenausgangs, also am oberen Anteil des Zwölffingerdarms. Damit wird die Nahrungspassage durch den Zwölffingerdarm zwar auch komplett ausgeschaltet, aber der Pförtner am Ende des Magens reguliert weiterhin die Nahrungspassage.

Die Methode wird zunehmend als zweiter Schritt nach einer Schlauchmagen-Operation durchgeführt, wenn ein unzureichender Gewichtsverlust oder erneuter Gewichtsanstieg zu beobachten ist.

Eine 1,5 bis zwei Meter lange Dünndarmschlinge, gemessen vom Beginn des Dünndarms an, wird dann direkt an der Absetzungsstelle kurz hinter dem Magenausgang angenäht. Es handelt sich also wiederum um einen Ein-Anastomosen-Bypass, wobei in diesem Fall der Magenausgang noch erhalten ist und der Nahrungsbrei erst unterhalb davon mit den Verdauungssäften in Berührung kommt.

In der Theorie ist durch dieses Vorgehen die Magenschleimhaut besser vor der hochkonzentrierten Gallenflüssigkeit geschützt. Ziel ist also, dass es zu weniger Schleimhautreizungen am Magen kommt. Diese Methode wird zunehmend als zweiter Schritt nach einer Schlauchmagen-Operation durchgeführt, wenn ein unzureichender Gewichtsverlust oder ein erneuter Gewichtsanstieg zu beobachten ist.

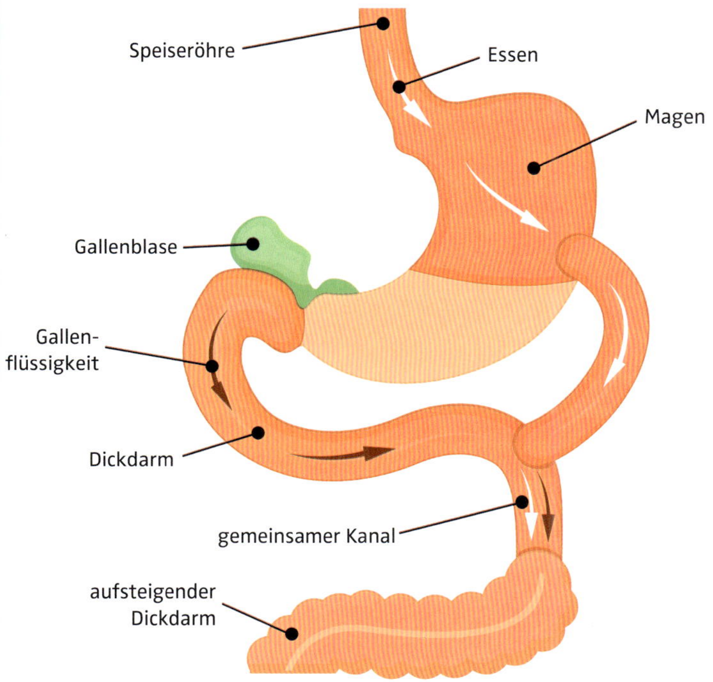

SADI-S-Bypass

SASI-Bypass

Der SASI-Bypass (Abkürzung engl. für single anastomosis sleeve ileal bypass) ist ein recht neues Operationsverfahren, bei dem eine Schlauchmagen-Operation mit einer Nahtverbindung zwischen dem unteren Anteil des Schlauchmagens und einer Dünndarmschlinge kombiniert wird. Im Unterschied zum SADI-S-Bypass bleibt aber der natürliche Weg der Nahrung durch den Zwölffingerdarm erhalten. Dadurch wird der Nahrungsbrei aufgeteilt: Ca. 30 Prozent gehen den natürlichen Weg über den Magenausgang, Zwölffingerdarm und Dünndarm bis zur Nahtverbindung, bevor sie dann den Dünndarmteil unterhalb der Nahtverbindung erreichen. 70 Prozent gehen den Weg durch die

Nahtverbindung und somit direkt in den Dünndarmabschnitt unterhalb der Anastomose.

Der Vorteil dieses Vorgehens ist, dass es zu weniger postoperativen Mangelerscheinungen kommt. Meist wird der SASI-Bypass bei Patienten angewandt, die nach einer Schlauchmagen-Operation über anhaltende Refluxbeschwerden klagen. Es gibt bisher aber nur wenige wissenschaftlich belegte Daten.

Sekundäre bariatrische Operationen

Bei bis zu 20 Prozent aller Patienten wird nach der Adipositas-Operation eine erneute OP notwendig. Mögliche Gründe sind Komplikationen, die über die Jahre auftreten können, oder auch ein nicht zufriedenstellender Gewichtsverlust bzw. der Wiederanstieg des Gewichtes nach anfänglich gutem Gewichtsverlust.

Revisionseingriffe

Um die gewichtsreduzierende Funktion einer durchgeführten OP wieder herzustellen, sind in manchen Fällen erneute Eingriffe notwendig.

Unter Revisionseingriffen versteht man in der Medizin Operationen, deren Zweck die Wiederherstellung der gewichtsreduzierenden Funktion einer Operationstechnik ist. So ist es durchaus möglich, z. B. einen Schlauchmagen, der sich im Laufe der Jahre ausgedehnt und seine ursprünglich schlanke Form verloren hat, erneut zu verschlanken bzw. in die gewünschte Form zu bringen.

Auch bei Magenbypass-Operationen sind erneute Operationen häufiger. Dann mit dem Ziel, den Magenpouch zu verkleinern oder Verbindungen neu anzulegen oder zu verlagern. Grund für solche Eingriffe ist in der Regel der Wiederanstieg des Gewichtes.

Redoeingriffe

Unter Redo bzw. einer Umwandlungsoperation wird der Wechsel einer Operationstechnik in eine andere verstanden. Grund ist auch hier meist ein erneuter Gewichtsanstieg oder Komplikationen und dauerhafte Beschwerden, die mit einer bestimmten Technik einhergehen. Typische Redoeingriffe sind die bereits erwähnte Umwandlung eines Schlauchmagens in einen Magenbypass oder Mini- bzw. SADI-S-Bypass. Auch kann ein Minibypass bei dauerhaften Beschwerden (z. B. ständiger galliger Reflux) unproblematisch in einen klassischen Magenbypass umgewandelt werden.

Alle OP-Schritte im Überblick

Wenige Tage vor der Operation werden Sie noch einmal genauestens über das gewählte Operationsverfahren sowie die damit verbundenen Risiken aufgeklärt. Sie bekommen den ausgefüllten Aufklärungsbogen mit nach Hause. Achten Sie darauf, dass Sie in Ihrem Zentrum oder bei den Kooperationspartnern des Zentrums über lange Zeit nachgesorgt werden können.

Lassen Sie sich Zeit beim Aufklärungsgespräch. Neben den üblichen Operationsrisiken sollten Sie die speziellen Risiken und Vorteile der unterschiedlichen Verfahren erfragen. Am besten Sie schreiben sich bereits im Vorfeld Ihre Fragen auf. Bitte trauen Sie sich im Gespräch, alle offenen Fragen zu stellen. Häufige Fragen und Antworten finden Sie auch auf Seite 142.

> Der Weg zur OP: Standards schaffen Sicherheit!

Was vor dem Termin wichtig ist

Der Termin für die Operation wird mit Ihnen so vereinbart, dass es Ihnen möglich ist, sich auf die OP optimal vorzubereiten. Folgende Aspekte gehören beispielsweise dazu:

Ausschluss eines Magengeschwürs

Da bei jeder Adipositas-Operation am Magen operiert wird, ist es sehr verständlich, dass der Magen dafür auch bereit sein muss. Das heißt, es müssen Geschwüre und Tumoren ausgeschlossen oder im Vorfeld behandelt werden. Magengeschwüre äußern sich oft nachts mit Schmerzen in der Mitte des Oberbauches (epigastrische Schmerzen) oder wenn man nichts gegessen hat. Bei Nahrungsaufnahme bessert sich die Symptomatik. Häufige Ursachen sind z. B. die Einnahme bestimmter Schmerzmittel (z. B. nichtsteroidale Antirheumatika wie Ibuprofen oder Diclofenac) und von Kortison, zu viel Nikotin, Koffein oder Alkohol sowie Stress. Auch eine hohe Besiedelung mit dem Keim Helicobacter pylori, z. B. durch hohen Konsum von Frischmilchprodukten, ist denkbar.

Gut vorbereitet zur OP mit Eiweißphase, Rauchstopp und Alkoholverzicht.

Um ein Magengeschwür auszuschließen, wird in der Regel mehr als zwei Monate vor der OP eine Magenspiegelung durchgeführt. Ist ein Magengeschwür vorhanden, müssen die Ursachen beseitigt, beispielsweise Rauchen, Alkohol, Kaffee und Stress vermieden werden. Eine bakterielle Fehlbesiedelung kann mit speziellen Medikamenten behandelt werden. Zur Kontrolle erfolgt nach sechs bis acht Wochen eine erneute Magenspiegelung.

Ernährungsumstellung

Vor der Operation sollten Sie, wie Sie im zweiten Kapitel schon gelernt haben, eine 14-tägige Eiweißdiät mit etwa 110 Gramm Eiweiß pro Tag einhalten. Gleichzeitig sollten Sie auf kohlenhydratreiche Lebensmittel verzichten. Essen Sie maximal drei bis vier Mahlzeiten pro Tag mit jeweils vier bis sechs Stunden Pause dazwischen. Die Proteindiät bewirkt, dass der Fettgehalt im Bauchraum abnimmt und die Operation dadurch deutlich leichter oder überhaupt erst durchführbar ist.

Rauchstopp

Je früher Sie als Raucher vor einer Adipositas-Operation mit dem Rauchen aufhören, desto besser. Rauchen beeinflusst die Wundheilung innen wie außen. Gerade bei der Adipositas-Operation entstehen viele Nahtverbindungen im Bauch, die alle gut halten sollen.

Empfehlung: Um eine gute Wund- und Nahtheilung zu ermöglichen, ist es dringend erforderlich, dass Sie mindestens sechs Wochen vor der OP das Rauchen ganz aufhören und frühestens zwei Wochen nach der Operation wieder anfangen.

Alkohol vermeiden

Eigentlich sollte vor einer Operation die Abhängigkeit von Substanzen ausgeschlossen werden. Dennoch gibt es beim Alkohol tolerierbare Grenzbereiche. Erreicht werden diese bei Frauen bei 12 Gramm Alkohol am Tag, für Männer gelten 24 Gramm Alkohol am Tag. Beispiel: Ein halber Liter Bier mit 4,8 Prozent enthält umgerechnet 20 Gramm Alkohol, ein Viertelliter Wein mit elf Prozent umgerechnet 22 Gramm.

Die Tatsache, dass Männer in der Regel mehr Alkohol vertragen, erklärt sich vor allem durch einen größeren Wasseranteil des männlichen Organismus, der zudem in der Regel größer ist (mehr Verteilvolumen, weniger Alkohol im Blut). Sie müssen allerdings wissen, dass die Alkoholwirkung gerade bei Bypassverfahren nach der Operation erhöht ist: Der schädliche Effekt auf die Leber verstärkt sich also in jedem Fall.

Medizinische Geräte und Hilfsmittel

Wenn Sie ein medizinisches Hilfsmittel benutzen, beispielsweise eine spezielle Atemmaske bei Schlafapnoe, nehmen Sie das Gerät bitte mit ins Krankenhaus.

Der OP-Tag ist da!

Alle Vorbereitungen sind getroffen und der Aufenthalt im Krankenhaus rückt näher. Ich möchte Ihnen beispielhaft nun einen Krankenhausaufenthalt schildern, wie er in unserem Adipositaszentrum in Bad Aibling normalerweise stattfindet. So oder so ähnlich wird das auch in Ihrem Zentrum sein.

Einen Tag vor der geplanten Operation checken Sie im Krankenhaus ein – mit Ihrer gepackten Kliniktasche und dem ausgefüllten Aufklärungsbogen. Im Anschluss wird Ihnen Ihr Zimmer gezeigt und Sie haben Zeit, Ihre Sachen in Ruhe auszupacken. An diesem Tag wird bereits Blut abgenommen, um wichtige Werte, wie beispielsweise die Blutgerinnung, zu kontrollieren. Darüber hinaus werden Sie am Aufnahmetag von den Narkoseärzten über die Narkose aufgeklärt.

Am Vorabend der Operation nehmen Sie bitte nur leichte Kost zu sich und trinken ausreichend (ca. einen halben bis einen Liter). Sie dürfen sich ein Schlafmittel geben lassen, wenn Sie nicht schlafen können. Am Operationstag selbst müssen Sie nüchtern sein. Ab Mitternacht dürfen Sie also nichts mehr essen und am Morgen nichts mehr trinken. Rauchen ist ebenso verboten. Tabletten dürfen mit wenig Wasser ohne Kohlensäure eingenommen werden.

Während der Operation passt das Narkoseteam gut auf Sie auf.

Vom zuständigen Pflegepersonal bekommen Sie ein OP-Hemdchen sowie ein Haarnetz und Kompressionsstrümpfe. Vor dem Eingriff erfolgt auch eine sogenannte Prämedikation, diese besteht in der Regel aus einem Schmerzmittel und einem Mittel zur Beruhigung.

Die Narkose

Vor der eigentlichen Operation werden Sie verkabelt: Das bedeutet, Sie bekommen einen Fingerclip, eine Blutruckmanschette am Oberarm und Klebeelektroden auf die Brust für das EKG. Diese Maßnahmen dienen dazu, dass der Narkosearzt während der Operation ständig Auskunft über alle Vitalfunktionen erhält, also Ihre Herzaktivität, den Blutdruck, die Atemfrequenz und den Sauerstoffgehalt des Blutes.

Während der Operation bekommen Sie über eine Armvene, in der Regel des linken Arms, Flüssigkeit und Medikamente verabreicht. Über eine Atemmaske wird Ihre Lunge mit reinem Sauerstoff versorgt. Die Maske schließt dicht über Mund und Nase ab. Sollte Ihnen das irgendwie unangenehm sein, können Sie den Narkosearzt fragen, ob Sie diese Maske selbst halten dürfen.

Wenn der Narkosearzt mit dem Sauerstoffgehalt in der Lunge zufrieden ist, wird er signalisieren, dass Sie nun intubiert werden. In der Regel bleiben Sie dabei wach. Mund und Rachen werden für die Intubation mit einem Spray betäubt. Dann wird mithilfe eines dünnen, biegsamen Instruments (Bronchioskop) der Beatmungsschlauch (Tubus) in der Luftröhre platziert. Während der Operation sorgt er dafür, dass Ihre Lunge optimal durchlüftet bleibt.

Das Team der Anästhesie leitet die Narkose ein, sobald Sie intubiert sind. Sie bekommen ein starkes Schmerzmittel, das etwas schwindlig, müde und benommen macht. Läuft die Narkose, werden Sie in den OP-Saal geschoben. Sie schlafen jetzt tief und merken vom Eingriff selbst nichts mehr. Die Narkose wird erst beendet, wenn die Operation vorbei ist.

Der OP-Ablauf

Die Operation beginnt mit einer optimalen Lagerung, in den meisten Fällen ist das die sogenannte Frenchposition. Hierzu wird die gesamte Liegefläche des OP-Tisches etwas aufgestellt, sodass der Bauch etwas nach unten rutscht. Das erleichtert den Zugang zum Magen.

Man legt Ihnen eine Venenfußpumpe an: eine sehr breite Manschette an den Beinen über Oberschenkel und Unterschenkel. Diese Pumpe massiert ähnlich einem Massagestuhl die Beine und bewirkt, dass der Blutfluss optimal ist und sich keine Thrombose bildet.

Das Operationsteam geht eine Checkliste durch, bei der noch mal alle wichtigen Punkte überprüft werden. Ist alles optimal vorbereitet, erfolgt die Operation: Zunächst wird der Bauch über einen kleinen Zugang mit Kohlenstoffdioxid (CO2) aufgeblasen, damit die Operateure mit der Operationskamera eine gute Sicht auf die inneren Organe haben.

An der Lebergröße lässt sich erkennen, ob die Proteindiät vor der OP eingehalten wurde.

Anhand der Größe der Leber ist erkennbar, ob die vorgeschriebene Proteindiät vor der OP durchgehalten wurde. Ist die Leber zu groß, sollte keine Operation erzwungen werden. Es besteht dann die Gefahr, dass die Leber beschädigt wird oder der obere Teil des Magens nicht gut einsehbar ist.

Nach Ende der OP wird das CO2 wieder aus dem Bauch abgelassen. Manchmal kann ein verbliebener Gasrest zu leichten Beschwerden in der rechten Schulter führen. Selbstverständlich werden auch alle Wunden geschlossen und mit Pflaster versehen. An manchen Stellen muss man nicht nur die Haut, sondern auch die tieferen Schichten vernähen. Das kann zwei bis drei Tage ziehende Beschwerden bereiten, ist aber völlig harmlos und vergeht von selbst.

Die Aufwachphase

Wenn die Operation beendet ist, wird die Narkose ausgeleitet. Sie haben keine Schmerzen, denn die Schmerzmittel der Narkose halten noch eine gute Zeit lang vor. Sobald Sie wieder in der Lage sind, selbstständig zu atmen, wird auch der Beatmungsschlauch entfernt. Zunächst bleiben Sie noch im Aufwachraum. Hier passen das Team der Pflege und Anästhesie so lange auf, bis Sie wieder vollständig wach geworden sind und zurück auf Ihr Zimmer gebracht werden können. Dort angekommen, können Sie sich den Rest des Tages ausschlafen. Sie erhalten automatisch Schmerzmittel, Präparate für den Magenschutz und eine Thromboseprophylaxe.

Bitte achten Sie darauf, vorerst nicht alleine aufzustehen, bis Sie wieder ganz sicher auf den Beinen sind. Aber keine Angst – es ist rund um die Uhr jemand verfügbar, falls Sie Fragen haben. Im Verlauf des Tages wird der Operateur nochmals bei Ihnen vorbeischauen, um Ihnen zu erklären, wie die OP verlaufen ist. Am Operationstag dürfen Sie auch schon teelöffelweise Flüssigkeit zu sich nehmen. Auch bekommen Sie wieder eine Venenfußpumpe wie bei der OP. Diese dient zusätzlich zu den Antithrombosespritzen als Prophylaxe.

> Im Verlauf des Tages wird der Operateur bei Ihnen vorbeischauen, um Ihnen zu erklären, wie die OP verlaufen ist.

In den nächsten Tagen werden Sie sich an Ihre neue Verdauung gewöhnen. Die Trinkmenge ist beim Bypass mit der Menge etwa einer Espressotasse – das entspricht 40 bis 50 Milliliter – deutlich begrenzt. Beim Schlauchmagen dürfen Sie etwa die doppelte Menge trinken. Überschätzen Sie sich aber bitte nicht: Bei Übelkeit oder Druckgefühl im Bauch unterbrechen Sie die Mahlzeit!

Ihr Ziel ist es, bei Entlassung aus dem Krankenhaus 1,5 Liter pro Tag trinken zu können. Das gelingt nur, wenn Sie beispielsweise alle 30 Minuten die Menge einer Espressotasse trinken. Es gibt nur eine Ausnahme: Warten Sie nach den Mahlzeiten bitte erneut 30 Minuten, bevor Sie wieder etwas trinken.

Für den Kostaufbau der ersten vier Tage bekommen Sie eine Checkliste zur Verfügung gestellt. Bitte nutzen Sie diese Protokolle und haken jedes Mal die entsprechende Zeile ab, wenn Sie etwas gegessen oder getrunken haben. Stellen Sie auch einen Wecker, damit Sie tagsüber nicht vergessen, regelmäßig kleine Mengen zu trinken. Mit diesem Schema können Sie in den ersten Tagen nichts falsch machen.

Die ersten Tage nach der OP

Am ersten Tag nach der Operation wird in der Früh Blut abgenommen. Die Werte werden mit den Werten vor der Operation verglichen. Dann kommt die morgendliche Visite. Hier wird die Wundversorgung kontrolliert, und Sie haben Zeit für sämtliche Fragen und Anliegen. Im Anschluss daran dürfen und sollen Sie in Bewegung kommen: Sie beginnen beispielsweise, im Zimmer oder schon auf dem Flur auf- und abzulaufen.

Ab dem ersten Tag nach der OP werden Sie zur Frühmedikation eine zusätzliche Magenschutztablette bekommen, die Sie für die kommenden drei Monate einnehmen sollten. Sie dürfen auch schon teelöffelweise klare Flüssigkeiten, Joghurt und Suppe zu sich nehmen und schluckweise Wasser trinken. Da Sie eine Trinkmenge von 1,5 Litern in der Regel am ersten Tag nach der OP noch nicht schaffen, werden Sie über einen venösen Zugang noch zusätzlich Flüssigkeit bekommen.

Am zweiten Tag

> Am zweiten Tag geht es Ihnen bereits wieder besser.

Schon heute werden Sie merken, dass es Ihnen bereits besser geht. Die Mobilisation klappt zunehmend besser, und auch beim Trinken geht es aufwärts. Wenn soweit alles gut klappt, dürfen Sie sich tagsüber weiter bewegen, zudem beginnen Sie mit dem Kostaufbau nach Schema der Ernährungsberater. Oft treten zu diesem Zeitpunkt noch ziehende Schmerzen im Bereich der Wunde auf – dies aber in der Regel nur die ersten drei Tage nach der OP.

Am dritten Tag

Wenn nichts mehr nachgelaufen ist, wird die Wunddrainage entfernt – ein Schlauch, der Wundflüssigkeit aus dem Operationsgebiet durch die Bauchdecke in einen Beutel ableitet. Ab diesem Zeitpunkt werden Sie merken, dass Bewegungen einfacher werden. Die Ernährungstherapeuten werden nochmals den weiteren Kostaufbau sowie die nächsten Schritte für die Zeit zu Hause mit Ihnen besprechen.

Am vierten Tag

Sie haben es geschafft. Wenn es Ihnen gut geht und es keine offenen Fragen mehr gibt, dürfen Sie heute nach Hause. Von der Station bekommen Sie einen ausführlichen Arztbericht für den Hausarzt sowie die Medikamente für die nächsten Tage. Ich empfehle, die Antithrombosespritzen für weitere vier Wochen fortzuführen.

Schonen Sie sich nach der Entlassung noch vier bis sechs Wochen.

Wichtig: Nach der Operation sollten Sie für vier bis sechs Wochen das Heben schwerer Lasten vermeiden, um damit die Bauchdecke zu schonen. Die Pflaster sollten alle zwei bis vier Tage gewechselt werden. Nach etwa zwölf Tagen kann der Hausarzt die Fäden entfernen. Mit speziellen Duschpflastern können Sie bis dahin problemlos duschen.

Dubravskas Zuversicht drei Tage nach der Adipositas-Operation

Ich habe mich Ende 2020 in der Klinik Bad Aibling im Adipositaszentrum das erste Mal vorgestellt. Den Tipp hatte ich von einer Bekannten, die hier vor einem Jahr operiert wurde. In der Klinik fühlte ich mich vom ersten Augenblick an richtig wohl, von der Sekretärin über die Ernährungsberaterinnen bis zu den Ärzten waren alle total nett und haben mich nicht blöd von der Seite angeschaut, wie ich das schon häufig bei Ärzten erlebt hatte.

Ich kämpfe schon mein Leben lang mit Übergewicht, immer wieder hieß es: „Ja, du musst halt weniger essen, mehr Sport machen, dich mehr bewegen, dann nimmst du auch ab." Aber dem war nicht so, und es ging über Jahre immer mit dem Gewicht rauf und runter – der Jo-Jo-Effekt war immer da, der ging nie weg.

Obwohl ich fast immer übergewichtig war, war ich sportlich sehr aktiv. Ich ging viel wandern, Radl fahren und arbeitete eine Zeitlang als Fitnesstrainerin in einem Damenfitnessstudio. Habe sogar drei Jahre ein eigenes Studio geleitet. Dies musste ich später aufgeben, weil ich mich mit dem Studio nicht mehr identifizieren konnte: Ständig musste ich mich rechtfertigen: „Es kann doch nicht sein, du bist so dick, du bist so fett, da kannst du doch nicht sportlich sein." Diesen Satz habe ich ganz oft gehört. Das Ganze mit dem Gewicht wurde nicht besser, sondern immer schlechter. Ich nahm immer mehr und immer mehr zu.

Jetzt bin ich hier in der Klinik, heute ist Donnerstag. Am Montag habe ich eingecheckt und wurde am Dienstag operiert. Ich habe eine sehr, sehr nette Zimmernachbarin, die sehr ängstlich war und Bedenken wegen der OP hatte. Ich habe positiv auf sie eingeredet und sie motiviert: „Das schaffen wir schon, wir sind jetzt den langen Weg gegangen, das packen wir, wir wollen doch etwas in unserem Leben verändern."

Dann kam meine Operation, die an sich gut verlaufen ist. Direkt nach der OP schlief ich fast den ganzen Tag. Am zweiten Tag hatte ich mit seltsamer Übelkeit zu kämpfen und mir war immer schwindelig, wenn ich mich aufgesetzte oder hinstellte. Die Schultern taten mir weh, mir war ganz komisch. Wir bekommen zum Frühstück, Mittag- und Abendessen einen kleinen Naturjoghurt und eine klare Brühe, und wenn ich zwei bis drei Löffel davon genommen hatte, konnte ich nicht einschätzen, ob das genug und mein Magen voll war oder ob nicht die Drainage in den Magenschlauch drückte. Dementsprechend nahm ich gestern fast den ganzen Tag nichts zu mir, am Abend war dann ein Punkt erreicht, an dem ich das erste Mal überlegte: „Oh Mann, warum hab ich das gemacht? Warum bin ich diesen Weg gegangen?" Im nächsten Moment hab ich mir dann gesagt:

„Da musst du jetzt durch, du hast dich für diesen Weg entschieden, du gehst jetzt auf diesem Weg, und es wird besser werden."

In den WhatsApp-Gruppen der Ernährungsberatung haben die Mädels mich immer wieder motiviert und gesagt, die ersten ein bis zwei Tage können schlimm sein und dann wird es besser. Dem kann ich auch zustimmen. Heute Vormittag wurde mir die Drainage gezogen. Davor hatte ich ehrlich gesagt mehr Angst als vor der Operation, dabei war das Ziehen total harmlos. In dem Moment ist eine seltsame Last, ein Druck vom Bauch weggegangen, und jetzt merke ich schon, ich bin viel fitter, ich kann mich richtig gut bewegen. Ich konnte auch ziemlich gut meine Suppe löffeln und ohne Probleme ein bisschen vom Joghurt essen. Ich habe es sogar geschafft, einen ganzen Liter Wasser zu trinken, in kleinen Schlucken.

Gestern, als es mir so schlecht ging, sprach ich mit meiner Bettnachbarin über die Broschüre, die wir von unserer Ernährungsberaterin bekommen haben. Darin steht, dass wir am dritten Tag nach der Operation schon mageres Hühnchen und Fisch essen können. Wir waren uns beide sicher, das wird nie im Leben funktionieren, weil wir ja schon mit der klaren Brühe und dem Naturjoghurt so gekämpft hatten. Jetzt, nachdem die Drainage draußen ist, könnte ich mir das schon vorstellen. Vielleicht nicht gleich ein riesiges Stück, aber ein kleines Portiönchen vom gekochten Hühnchen oder gedünsteten Fisch schon.

Bis jetzt ist bei mir das Gefühl: Ich bin dankbar, ich bin froh, dass ich diesen Weg doch gegangen bin. Ich hatte immer wieder Bedenken wegen der Operation, bis auf meinen Mann und meine Söhne wusste niemand, dass ich mich operieren lassen wollte. Allein aus Angst, aus Scham, wie reagieren die Leute drauf. Kurz vor der OP erzählte ich es dann doch meiner restlichen Familie und war positiv überrascht über ihre Reaktion, eigentlich alle stehen total hinter mir und finden es gut, dass ich mich in der Klinik gemeldet und mir Hilfe geholt habe. Sie haben über die Jahre ja mitbekommen, wie schwer es mir gefallen ist, dauerhaft abzunehmen.

Von der Operation traue ich mich jetzt immer häufiger zu erzählen. Wenn jemand einen blöden Spruch dazu loslässt, dann denke ich mir: „Geh du erst einmal meinen Weg, sei erst mal so mutig und wage diesen Schritt!" Es gibt heutzutage für fast jede Krankheit eine Hilfe, und genauso gibt's für uns Übergewichtige, für uns Adipositaskranke, Hilfe. Warum sollten wir diese Hilfe also nicht annehmen?

Ich bin jetzt auf die nächsten Tage, die nächsten Wochen gespannt – was passieren und sich verändern wird –, und dann natürlich auf die komplette Umstellung zu Hause. Was mir noch wichtig ist: Man kann jedem erzählen, wie die eigene Operation verlaufen ist, wie man sich selbst danach gefühlt hat, aber man kann es nicht wirklich pauschalisieren. Meiner Bettnachbarin z. B. ging es gleich am nächsten Tag nach der OP total super, die war schon draußen ihre Runden spazieren – und ich lag im Bett und wusste nicht, wo oben und unten ist. So schlecht ging es mir.

Ein großes Lob muss ich der Klinik aussprechen, man wird hier sehr, sehr herzlich und nett behandelt. Die Ernährungsberaterinnen sind immer für einen da, egal, welche Fragen oder Zweifel man hat. Auch die Sekretärin und die Ärzte haben immer ein offenes Ohr. Ich fühle mich hier wirklich sehr gut aufgehoben.

Und wer übernimmt die Kosten?

Vorweg: Ihnen entstehen keine Kosten für die bariatrische Operation. In Deutschland profitiert aktuell dennoch nur ein kleiner Teil der Patienten mit einer schweren Adipositas von der Adipositaschirurgie als derzeit effektivste Therapie. Warum ist das so? Die deutschen Krankenversicherungen waren hinsichtlich einer Kostenübernahme seit jeher zurückhaltend.

Seit Beginn der modernen bariatrischen Chirurgie Ende der 1990er-Jahre war es hierzulande üblich, zuvor einen Antrag auf Übernahme der Therapiekosten zu stellen. Beeinflusst wurde dieses Vorgehen erst durch ein Urteil des Bundessozialgerichts im Jahr 2003. In diesem Urteil wurde eine Erstattungspflicht, also die Kostenübernahme, dem Grundsatz nach festgestellt. Allerdings wurde die bariatrische Chirurgie zur Behandlung von Betroffenen mit schwerer Adipositas in diesem Urteil nur als letztmöglicher Weg bezeichnet. Der Eingriff kommt demnach nur in Betracht, wenn zahlreiche daran geknüpfte Bedingungen erfüllt sind, z. B. ausgeschöpfte konservative Behandlungsmöglichkeiten und eine ausreichende Patientenmotivation.

Dies ließ den Krankenkassen und Gerichten natürlich einen enormen Interpretationsspielraum, sodass auf Basis dieses Urteils jederzeit Begründungen zur Ablehnung einer Adipositas-Operation gefunden werden konnten. Somit wurden die bei den Versicherungen eingereichten Anträge durch den Medizinischen Dienst der Krankenkassen (heute nur Medizinischer Dienst) abgelehnt und die Empfehlung zur Übernahme der Behandlungskosten verweigert. Viele Patienten müssen bis heute ihre Operation – wohlgemerkt eine wissenschaftlich klar belegte Therapiemöglichkeit – mit anwaltlicher Unterstützung erstreiten.

Wichtig in diesem Zusammenhang: Es gibt in Deutschland keine rechtliche Grundlage für eine Antragstellung vor bariatrischer Operation. Das heißt, wenn ein Facharzt die Empfehlung für eine bariatrische Operation ausspricht, und der betroffene Patient zur Operation in ein Zentrum überwiesen wird, besteht ein klarer Rechtsanspruch auf Durchführung der Operation.

Das Dilemma: Die Krankenkassen gehen derzeit dazu über, die korrekte Empfehlung (Indikation) für die bariatrische Operation nach der durchgeführten Therapie zu überprüfen. Kommen sie zu dem Schluss, dass die Voraussetzung zur OP nicht besteht, haben sie das Recht, die Behandlungskosten rückwirkend einzuziehen. Das finanzielle Risiko im Falle der Kostenrückrechnung liegt beim behandelnden Adipositaszentrum. Und es ist davon auszugehen, dass in rund 25 Prozent aller durchgeführten bariatrischen Operationen ohne vorherige Antragstellung eine anwaltliche oder gerichtliche Auseinandersetzung droht.[14]

> Für Patienten entstehen keine Kosten für die Durchführung der Adipositas-Operation.

Aktuelle rechtliche Situation

Im Juni 2022 wurde ein Rechtsgutachten unter Federführung des Rechtswissenschaftlers Prof. Dr. Stefan Huster (Inhaber des Lehrstuhls für Öffentliches Recht, Sozial- und Gesundheitsrecht und Rechtsphilosophie an der Juristischen Fakultät der Ruhr-Universität Bochum) vorgelegt. Das Gutachten stellt klar, dass es sich bei Adipositas um eine Erkrankung im krankenversicherungsrechtlichen Sinne handelt – und dass es für die Adipositaschirurgie demnach keine Antragstellung benötigt.

Darüber hinaus belege die aktuelle Studienlage, dass die Adipositaschirurgie allen anderen Behandlungsformen überlegen sei. Starr geregelte Anforderungen zur Erschöpfung konservativer Therapien („Ultima Ratio" genannt) seien demnach verfehlt. Wörtlich heißt es: „Der Begutachtungsleitfaden unterliegt einer Fehlinterpretation der Studienlage und geht irrtümlich und ohne Beleg von einer Wirksamkeit konservativer Behandlungsmethoden auch bei schwergradiger Adipositas aus."

Wenige Tage später legte das Bundessozialgericht nach und entschied, eine bariatrische Operation sei evidenzbasiert (wissenschaftlich erwiesen), und ihr müssten nicht zwingend sämtliche andere Therapieoptionen vorausgegangen sein (Az.: B 1 KR 19/21 R).

Ob das geschilderte Ultima-Ratio-Prinzip damit endgültig gekippt ist, ist dennoch nicht sicher und wird von Experten kritisch gesehen. Je nach Zentrum und Bundesland wird daher weiterhin ein Antrag zur Kostenübernahme vor der OP gestellt und damit die Finanzierung gesichert. Oder es wird auf Kosten des Zentrums operiert und das Zentrum erstreitet sich im Zweifel nach der Operation die Kosten von den Krankenkassen.

Andere Kosten nach der OP

Nach der Operation entstehen regelmäßige Ausgaben für Nahrungsergänzungspräparate bzw. den Vitaminersatz sowie gegebenenfalls für Eiweißpulver. Diese Kosten tragen Sie selbst. Sollte vor dem Eingriff sehr hohes Übergewicht bestanden haben, kann auch ein Eingriff zur Beseitigung von überschüssiger Haut notwendig sein. Diese Kosten gehen ebenfalls zulasten der Patienten, sogenannte plastisch-rekonstruktive Operationen zahlen Sie also in der Regel selbst. In Einzelfällen ist eine Kostenübernahme durch die Krankenkasse möglich. Mehr dazu, und wie es nach der Operation weitergeht, lesen Sie im nächsten Kapitel.

SCHRITT 3: SO GEHT ES JETZT WEITER

In den ersten 18 Monaten nach der Adipositas-Operation gelingt das Abnehmen in der Regel zügig. Viele Begleiterkrankungen bessern sich, gesundheitliche Risiken sinken und Ihre allgemeine Lebensqualität nimmt Fahrt auf. Doch auch wenn Sie sich fitter und gesünder fühlen, darf eine lebenslange Nachsorge nicht außer Acht gelassen werden. Was dabei wichtig ist, finden Sie in diesem Kapitel.

Ziele der konsequenten Nachsorge

Jede Adipositas-Operation verändert den Organismus bzw. die Art der Nahrungszufuhr und das Ausmaß der Nährstoffaufnahme grundlegend. Es werden von nun an weniger Kalorien zugeführt, was zum gewünschten Effekt einer Gewichtsabnahme führt. Dieser ist umso größer, je weiter unterhalb des Dünndarms durchtrennt und an den verkleinerten Magen angeschlossen wurde.

Leider kommt es als Begleiterscheinung dazu, dass auch lebenswichtige Vitamine, Mikronährstoffe und Spurenelemente dem Organismus weniger zur Verfügung stehen. Wird dabei eine kritische Schwelle unterschritten, kommt es – wenn die körpereigenen Vorräte aufgebraucht sind – zu Mangelerscheinungen. Diese gilt es unbedingt zu vermeiden. Wir werden darauf später im Abschnitt Nahrungsergänzungen noch näher eingehen.

Zunächst stellt sich die Frage, wie sich die gesundheitsbezogene Lebensqualität eigentlich insgesamt nach dem Eingriff verändert, der schließlich auch spezifische Komplikationen und Nebenwirkungen birgt. Aktuelle Studien belegen für die drei Hauptverfahren – Schlauchmagen, Magenbypass und Minibypass – einen deutlichen Vorteil hinsichtlich der Lebensqualität innerhalb eines Jahres verglichen mit einem konservativen Vorgehen. Erfreulicherweise zeigte sich dieser Effekt auch noch nach fünf Jahren.

Ihre Lebensqualität wird sich nach der OP langfristig und nachhaltig verbessern.

Insgesamt bestätigt sich in nahezu allen Teilbereichen, die für die Erfassung der gesundheitsbezogenen Lebensqualität in entsprechende Studien einfließen, dass die Lebensqualität der Patienten langfristig und nachhaltig verbessert werden kann. Dabei muss natürlich betont werden, dass eine Adipositaschirurgie ihr volles Potenzial für das körperliche, geistige und soziale Wohlergehen nur im Gesamtpaket entfalten kann. Dazu gehören, wie Sie inzwischen wissen, die umfassende, präoperative Aufklärung und Vorbereitung sowie eine Durchführung durch ein erfahrenes Team und eine konsequente Nachsorge.

Erfahrungen einer Patientin sieben Jahre nach der Adipositas-Operation

Viele Freunde und Bekannte, nicht so sehr die engen, reagierten nach meiner Adipositas-OP mit Neid, abfälligen Bemerkungen und zum Teil Spott wie: „Das hältst du sowieso nicht lange durch." Auch eine Freundin reagierte so, das verletzte mich sehr. Andere, auch Übergewichtige, zogen sich von mir zurück. Mein Mann gab auf einmal mit mir an, obwohl er wusste, dass Adipositas eine Krankheit ist. Das hat mich sehr getroffen, denn es gab mir das Gefühl, er würde sich über meine Krankheit freuen. Als ich weiter abnahm, wollte er, dass ich mir ein Tuch umbinde und langärmlige Pullover trage, damit man meine Falten nicht sieht.

Es gab aber auch Freunde, die mich unterstützten und sich mit mir darüber freuten, dass ich wieder viel mehr unternehmen konnte. Ich kann mich heute anders bewegen und bin dadurch viel aktiver, sowohl in der Freizeit als auch beruflich. Das Leben fällt leichter.

Ich fühle mich nicht beobachtet und verhöhnt, wenn ich z. B. in einer Gaststätte mittagesse. Sachen kaufen macht Spaß. Ich kann wieder Fahrrad fahren, mich hinsetzen, ohne Angst zu haben, dass der Stuhl zusammenbricht. Ich versuche, ein neues Selbstbewusstsein aufzubauen und trotz meiner Falten ins Freibad zu gehen. Ich gehe mit Freunden aus, die mir Mut machen und mich aufbauen.

Ich esse alles und vertrage fast alles, nur bei Hektik und Stress muss ich mich übergeben. Dann habe ich keine Kontrolle mehr über mich und leide unter starken Schmerzen, gegen die ich Oxycodon (ein Opioid) einnehme. Danach muss ich mich hinlegen, um wieder runterzukommen. Ich kann alles essen, bekomme aber nach Kraut starke Blähungen. Ich bin fast süchtig nach Süßem, esse aber auch viel Obst und Gemüse, Fleisch interessiert mich nicht mehr so.

Ich denke, ich bin schneller reizbar und friere oft. Ich konnte früher mehr über mich selbst lachen. Heute bin ich sehr viel sensibler. Ich empfinde mich anders, bin selbstbewusster geworden und setze mich mehr zur Wehr.

Die Nachsorge soll Sie dabei unterstützen, Ihr Leben langfristig umzustellen und auch einem Rückfall mithilfe konsequenter Nachsorge vorzubeugen. Wie schon erwähnt, stehen zu Beginn der Nachsorge vor allem die Folgen der Gewichtsabnahme auf den Gesundheitszustand im Fokus: in erster Linie das Vermeiden von Mangelzuständen durch entsprechende Nahrungsergänzungen (Substitution).

Jede chronische Erkrankung sollte konsequent nachgesorgt werden.

Ausgehend von einer Standardsubstitution mit einem Multivitaminpräparat, Kalzium und hoch dosiertem Vitamin D, werden in regelmäßigen Abständen auch die entsprechenden Laborwerte überprüft. Da man viele Mangelerscheinungen nicht unmittelbar wahrnimmt, ist auch hier die konsequente Nachbetreuung unabdingbar.

Regelmäßige Laboruntersuchungen

Aufgrund der veränderten Verdauung und des Magens sowie der geringeren Nahrungsmenge nach der Operation ist es wichtig, dass kontrolliert wird, ob wichtige Vitamine und Spurenelementen fehlen. Der Endokrinologe – der Spezialist, der sich mit der Funktion der Drüsen mit innerer Sekretion und Hormonen auskennt – ist hier in der Regel der richtige Ansprechpartner. Er hat eine zentrale Rolle in der Nachsorge und begleitet Sie lebenslang. Besonders wichtig sind die ersten 18 Monate nach dem Eingriff, bei denen die Untersuchungen nicht jährlich, sondern in kürzeren Abständen durchgeführt werden sollten, weil sich der Körper noch in der Anpassungsphase befindet.

In den ersten eineinhalb Jahren sind daher Kontrollen nach drei, sechs, neun, zwölf und 18 Monaten sinnvoll. Nach eingehender Anamnese und körperlicher Untersuchung stellt Ihr Endokrinologe fest, ob Ihre Blutwerte in Ordnung sind. Er bestimmt den Status der Mikro- und Makronährstoffe (Nährstoffmonitoring), um zu zeigen, welche Nahrungsergänzung für Sie ausreichend ist.

Werte, die bestimmt werden, sind beispielsweise: Protein, Ferritin (Speicherform von Eisen), Vitamin B12, Folsäure, Vitamin B1, Vitamin D-25(OH), Kalzium, Vitamin E, K und A, Kupfer, Parathormon (ein Hormon der Nebenschilddrüsen, das den Kalziumstoffwechsel reguliert), Selen und Zink.

Zusätzlich werden immer die regulären Blutwerte bestimmt, um eventuell schon aufgetretene Folgen von Mangelzuständen aufzudecken. Um frühzeitig einen Kalziummangel erkennen zu können, empfehle ich zusätzlich eine jährliche Knochendichtemessung. Besprechen Sie dies bitte mit Ihrem Hausarzt.

Brigitte, zwölf Jahre nach der Anlage des Schlauchmagens

Ich hatte gefühlt alle Diäten, die auf dem Markt waren, hinter mich gebracht. Die Abnahme war immer gut, die Zunahme danach noch besser. Irgendwann kam der Punkt, an dem verschiedene Krankheiten dazukamen, Diabetes, Bluthochdruck, Arthrose. Mit jedem weiteren Kilo füllte sich auch die Tablettendose. An Sport war kaum noch zu denken, Kleidung kaufen war ein Problem. Die Blicke anderer Menschen waren nicht mehr auszuhalten.

Im Frühjahr 2010 entschied ich mich, eine Magenverkleinerung in Angriff zu nehmen. Mir war allerdings da schon klar, dass eine Operation kein Allheilmittel, sondern nur ein Hilfsmittel ist. Ich suchte ein Adipositaszentrum, das seine Patienten vor und nach der Operation gut betreut. Der Weg zu einem leichteren Leben ist lang, er beginnt mit der Magenverkleinerung und wird nie ganz aufhören. Man geht ihn nur für sich allein, nicht für andere.

Eine Begleitung in Form von regelmäßigen Besuchen einer Selbsthilfegruppe ist sehr zu empfehlen und war für mich immens hilfreich. Meine Abnahme dauerte ca. eineinhalb Jahre. Medikamente fielen weg. Mit jedem verlorenem Kilo stiegen Gesundheit, Selbstbewusstsein und Zufriedenheit.

Essen und Trinken sollte man anfangs trennen. Im Laufe der Zeit ist aber beides gleichzeitig wieder möglich. Das ganze Essverhalten wird sich verändern: Was ihr vorher mochtet, schmeckt vielleicht nicht mehr oder umgekehrt. Ich habe nach der Operation hochwertigere Waren eingekauft. Durch das wenige Essen bleibt mehr Geld übrig. Man kann es natürlich auch für die plastischen Operationen oder für neue Kleidung sparen.

Richtet die Mahlzeit auf kleinen Tellern (Untertellern) an und nehmt Kaffeelöffel und Kuchengabel. Der Magen ist operiert, nicht das Auge. In unserem Gehirn ist immer noch ein voller Teller gespeichert. Kohlensäure wird oft von den Adipositaszentren verdammt. Anfangs mochte ich sie nicht, mittlerweile trinke ich sie wieder, wenn ich Lust darauf habe. Nach einer Magenspiegelung weiß ich auch, dass sich nichts geweitet hat.

Wichtig – ich finde fast lebensnotwendig – ist die regelmäßige Bestimmung des Vitaminstatus. Hier erfahrt ihr, was an Vitaminen oder Eiweiß supplementiert werden muss. Ich habe z. B. in den zwölf Jahren erst einmal B12 spritzen müssen. Das kann aber bei jedem anders sein.

Reflux nach einer Schlauchmagen-Operation ist auch ein Thema. Ich nehme seit Jahren 20 mg Esomeprazol (ein säurehemmendes Mittel) und komme gut damit zurecht.

Der ganze Körperbau verändert sich. Es können Probleme auftreten, beobachtet euch selbst gut. Hängende Hautpartien verursachen oft Hautreizungen. Lasst diese immer dokumentieren und denkt über eine plastische Operation nach.

Wie schon erwähnt, dauerte meine Abnahme ca. eineinhalb Jahre. Danach war das Halten des Gewichts angesagt. Das fällt einem mit Sport und 60 Kilo weniger natürlich leichter. Im Laufe der Jahre haben sich allerdings wieder ein paar Kilos mehr auf die Waage geschlichen, das ist aber völlig normal. Mein Leben hat sich zum Positiven verändert. Ich leite seit über zehn Jahren eine Selbsthilfegruppe, habe viele neue Freunde gefunden, aber auch ein paar alte verloren. War es meine neue Lebenssituation? War es vielleicht die Eifersucht der anderen? Ich weiß es nicht, es ist mir auch egal. Ich bin glücklich und zufrieden, so wie es ist. Für mich war die Magenverkleinerung die beste Entscheidung meines Lebens.

Überwachung der Begleiterkrankungen

Regelmäßige Nachsorge ist für Sie unerlässlich.

Mit jedem Kilogramm, das Sie abnehmen, bessert sich Ihr Gesundheitszustand. Zur Unterstützung dieses Prozesses ist nach dem Eingriff die Koordination und Überwachung aller erforderlichen Termine beim Facharzt ein weiterer wichtiger Aspekt der Nachsorge. Passen beispielsweise wirklich noch alle verordneten Medikamente in ihrer jeweiligen Dosierung zur neuen Situation? Kann oder muss unter Umständen die Dosis einzelner Präparate reduziert oder können bestimmte Medikamente weggelassen werden?

Wichtig: Veränderungen der Medikamenteneinnahme nie selbstständig vornehmen!

Beispiel: Die Adipositaschirurgie ist die einzige Therapieform, die dazu führen kann, dass eine Diabetesmedikation reduziert oder sogar ganz weggelassen werden kann. Oft wird, wie im dritten Kapitel beschrieben, sogar von einer chirurgischen Heilung des Diabetes mellitus Typ 2 gesprochen. Dennoch müssen Sie natürlich auch nach der OP durch entsprechende Spezialisten kontrolliert sein.

Die ärztliche Unterstützung ist hier ein absolutes Muss. Beispiel: Werden Betablocker bzw. häufig verordnete Blutdruckmittel einfach weggelassen, drohen lebensbedrohliche Herzrhythmusstörungen. Für die veränderte Wirkung von Medikamenten nach einer Adipositas-Operation gibt es bislang keine vollständigen Modelle. In jedem Fall liegen aber nach der OP veränderte Zersetzungsbedingungen vor. Häufig ist die Fläche zur Aufnahme der Nahrung und auch von Wirkstoffen geringer, die Zusammensetzung der Körpermasse hat sich verändert, ebenso die Aktivität der Verdauungsenzyme.

Wir wissen aus der Forschung, dass bestimmte Antidepressiva (Serotonin-Wiederaufnahmehemmer) nach einer Operation schlechter aufgenommen werden. Ggf. benötigen Sie die professionelle Unterstützung durch das Adipositaszentrum und Ihren behandelnden Psychiater, um entsprechende Entzugserscheinungen abzufangen.

Möglicherweise sind je nach Situation andere Antidepressiva bzw. Wirkstoffe besser verträglich. Da das Wissen über die Aufnahme von Medikamenten aber wie gesagt noch unvollständig ist, wird empfohlen, bei einer erforderlichen Dauertherapie mit Antidepressiva eine Schlauchmagen-Operation durchzuführen und auf einen Magenbypass zu verzichten.

Die Empfehlungen für den Arzt bei der strukturellen Nachsorge lauten:

- Kontrolle der Gewichtsentwicklung
- Anpassung der Medikation bei Begleiterkrankungen
- Beurteilung des Essverhaltens und entsprechende Beratung
- Ermunterung zur sportlichen Aktivität und deren Anpassung an die Gewichtsentwicklung
- Regelmäßige (Labor-)Kontrollen und Nahrungsergänzung, um Mangelerscheinungen vorzubeugen
- Nachbeobachtung hinsichtlich psychischer Erkrankungen
- Erkennen und Behandeln von Komplikationen (z. B. nötige oder empfohlene weitere Operationen)
- Ermunterung zur Teilnahme an Selbsthilfegruppen
- Aufklärung zur Vermeidung einer Schwangerschaft in den ersten zwei Jahren nach der OP bzw. intensive Begleitung und Überwachung einer Schwangerschaft in enger Abstimmung mit dem behandelnden Gynäkologen

Notwendige Nahrungsergänzungen

Grundsätzlich gilt bei starkem Abnehmen, dass Sie anfangs eher müde und schlapp sind, bis sich Ihr Körper umgestellt hat. Das ist normal. Manche Menschen reagieren auch mit Haarausfall. Dieser stoppt jedoch, wenn das Zielgewicht erreicht wurde. Es gibt aber andere Warnsignale, die für ernsthafte Mangelerscheinungen hellhörig werden lassen: Dafür können beispielsweise Zeichen einer Blutarmut, neurologische Symptome (z. B. Gedächtnisstörungen, unwillkürliches Zittern oder Konzentrationsschwäche) oder neu aufgetretene Bauchschmerzen ein Anzeichen sein.

Checkliste Mangelerscheinungen nach OP

WICHTIGE NÄHRSTOFFE	BESCHWERDEN BEI EINEM MANGEL
Biotin (Vitamin B7)	Depressionen Muskelschmerzen Haarausfall
Eisen	Blässe Müdigkeit/Abgeschlagenheit Schwindel Kurzatmigkeit
Eiweiß	Müdigkeit Haarausdünnung und Haarausfall Leistungsabfall Brüchige Nägel
Folsäure	Blässe Müdigkeit/Abgeschlagenheit
Kalzium	Muskelkrämpfe Brüchige Nägel Zahnschmerzen/Karies
Kupfer	Kribbeln und Taubheitsgefühl in Händen und Füßen Depressionen

WICHTIGE NÄHRSTOFFE	BESCHWERDEN BEI EINEM MANGEL
Magnesium	Muskelkrämpfe (vor allem der Waden) Konzentrationsschwäche und innere Unruhe
Selen	Weiße Flecken auf den Nägeln Dünne, farblose Haare Haarausfall
Vitamin A	Nachtblindheit Trockene Augen
Vitamin B12	Blässe Müdigkeit/Abgeschlagenheit Konzentrationsschwäche Kopfschmerzen Gangunsicherheit (erhöhte Sturzneigung)
Vitamin C	Zahnausfall und Zahnfleischbluten Punktförmige Hauteinblutungen Verzögerte Wundheilung Anfälligkeit für Infektionen
Vitamin D	Haarausfall Muskel- und Gliederschmerzen Muskelschwäche Neigung zu Knochenbrüchen
Vitamin E	Unwillkürliches Zittern (Tremor) Muskelschwäche Anfälligkeit für Infektionen
Vitamin K	Punktförmige Hauteinblutungen Nasenbluten
Zink	Zahnausfall und Zahnfleischbluten Punktförmige Hauteinblutungen Verzögerte Wundheilung Anfälligkeit für Infektionen

Beginnen Sie mit einem Multivitaminpräparat (z. B. aus dem Supermarkt) direkt am dritten Tag nach der OP. Dieses sollte schon die ersten wichtigsten Mikronährstoffe wie Vitamine, Mineralstoffe und Spurenelemente enthalten. Eine zusätzliche Einnahme von Vitamin B12 ist nach einer Adipositas-Operation unumgänglich, da der Körper fortan nicht mehr in der Lage ist, dieses wichtige Vitamin über die Nahrung aufzunehmen.

Nach der Adipositas-Operation ist in der Regel eine lebenslange Nahrungsergänzung notwendig.

Dosierung von Nahrungsergänzungen

PRÄPARAT	TAGESBEDARF NACH SCHLAUCHMAGEN-OP	TAGESBEDARF NACH MAGENBYPASS
Multivitaminpräparat mit Spurenelementen	200 Prozent des Tagesbedarfs: Vitamin B1, D, E, K soll zudem enthalten: 600 µg Folsäure, 10 mg Zink, 2 mg Selen	
Kalzium	1.500 mg (inkl. Kalzium aus der Nahrung) als Citrat Achtung: Nicht mit Eisen zusammen einnehmen!	
Eisen	45 bis 60 mg, bei Frauen mit Regelblutung: 50 bis 100 mg Wichtig: Eisen mit Vitamin C zusammen einnehmen!	
Vitamin B12	Alle drei Monate: 1.000 bis 3.000 µg als Spritze intramuskulär	
Vitamin D	3.000 Internationale Einheiten (IE)	
Vitamin A	5.000 bis 10.000 Internationale Einheiten (IE)	
Zink	20 mg	
Kupfer	1 mg	2 mg
Selen	Empfehlung: 100 µg (Menge in den Leitlinien nicht festgelegt)	
Biotin (Vitamin B7)	bei Haarverlust: 30 mg	

Alternativ gibt es Spezialpräparate für bariatrisch operierte Patienten, die alle erforderlichen Nährstoffe in einer Nahrungsergänzung enthalten. Diese Spezialpräparate werden am besten vertragen, wenn sie erst mit Beginn der endgültigen Ernährung – also zwei Wochen nach der OP – eingenommen werden. Entsprechende Spezialpräparate werden z. B. von Fitforme, Celebrate, Bariatric Advantage und WLS Products angeboten.

Diese Abbildung zeigt, an welchen Stellen im Magen-Darm-Trakt welche Vitamine, Nährstoffe und Spurenelemente aufgenommen werden

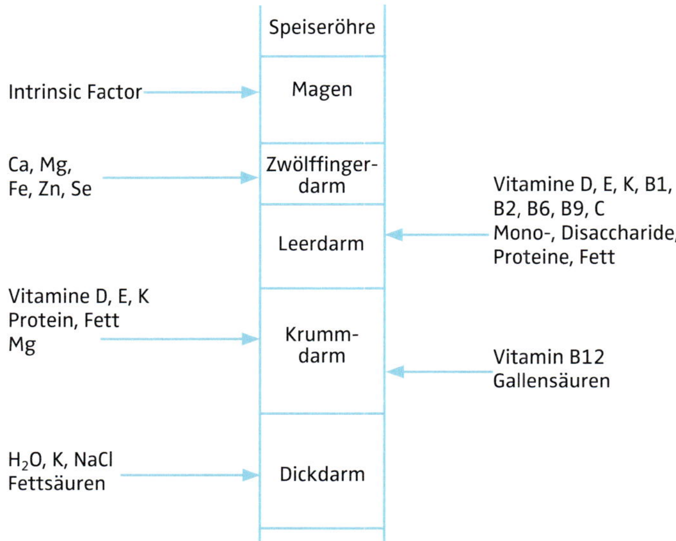

Körperliche Aktivität

Die Bewegungstherapie haben Sie im zweiten Kapitel bereits kennengelernt und Ihr tägliches Bewegungspensum gesteigert. Setzen Sie diese Bemühungen bitte auch nach der Operation fort. Eine bessere Fitness wirkt sich in jeder Phase positiv aus. Neben der beschriebenen eiweißreichen Ernährung hilft Ihnen körperliche Aktivität und regelmäßige Bewegung, einem Muskelabbau entgegenzuwirken.[15] Ob mit Yoga, Nordic Walking oder auch dem Besuch im Fitnessstudio.

Gerade nach der OP befeuert die körperliche Aktivität Ihre Gewichtsabnahme. Wenn Sie es schaffen, täglich mindestens 30 Minuten körperlich aktiv zu sein, hat die OP einen viel größeren Effekt – auf die dauerhafte Gewichtsreduktion, aber auch insgesamt auf Ihre Lebensqualität.[16, 17]

Wundern Sie sich bitte nicht, wenn Sie zunächst nicht so schnell abnehmen, wenn Sie wirklich richtig Sport treiben. Dies ist ein Zeichen dafür, dass Sie Muskeln aufbauen. Die haben natürlich auch ein Gewicht, aber sie helfen Ihnen anschließend umso mehr beim dauerhaften Abnehmen.

Weitere Tipps zu geeigneten Sportarten und zum Kalorienverbrauch durch die tägliche Bewegung finden Sie im zweiten Kapitel im Abschnitt Bewegungstherapie.

30 Minuten körperliche Aktivität täglich verhindern den Muskelabbau und verbessern die dauerhafte Gewichtsreduktion.

Sex und Schwangerschaft

Obwohl der Anteil an Männern mit Adipositas höher ist als bei Frauen, lassen zu 80 Prozent Frauen eine Adipositas-Operation durchführen. Ein erheblicher Anteil dieser Frauen wird im gebärfähigen Alter operiert. Daher ist eine Schwangerschaft nach der OP ein wichtiges Thema. Eine Adipositas beeinflusst vor und während der Schwangerschaft sowohl die mütterliche als auch die kindliche Gesundheit, ebenso den Schwangerschafts- und Geburtsverlauf. Und oft haben stark übergewichtige Frauen einen unerfüllten Kinderwunsch.

Vereinzelt können adipöse Frauen erst nach einer Gewichtsreduktion schwanger werden. Hinzu kommt, dass eine Schwangerschaft bei Adipositas mit weiteren Komplikationen verbunden ist, z. B. auch mit Frühgeburten oder angeborenen Fehlbildungen des Kindes bis hin zu Totgeburten. Adipositas bewirkt u. a. in 47 Prozent der Fälle auch eine Zyklusunregelmäßigkeit. Das polyzystische Ovarialsyndrom (PCOS) betrifft nur sieben Prozent aller normalgewichtigen gesunden Frauen, besteht aber zu 60 Prozent bei Frauen mit Adipositas.

Eine Unfruchtbarkeit bessert sich durch die deutliche Gewichtsreduktion nach der Operation. Dennoch sollten Schwangerschaften in den ersten eineinhalb bis zwei Jahren nach der OP vermieden werden, da in der Phase der Gewichtsreduktion potenziell eine Gefahr der Minderversorgung der Schwangeren und des Fetus besteht.

Wichtig: Die klassische Pille ist nach der Operation oftmals wirkungslos. Ein Grund hierfür ist, dass sie unter einem Folsäuremangel grundsätzlich schlechter wirkt. Lassen Sie sich hierzu bitte individuell und hinsichtlich einer sicheren Verhütung durch den behandelnden Gynäkologen beraten. In der Regel eignen sich alle Verhütungsmethoden, die nicht auf Tabletten basieren: z. B. Vaginalring, Hormonimplantat, Dreimonatsspritze sowie chemische oder mechanische Verhütungsmethoden.

Vier Jahre nach der Operation kann zu einer geplanten Schwangerschaft geraten werden.

Auch verändert sich der weibliche Hormonstatus. Alle biochemischen Prozesse im Körper müssen sich erst wieder einpendeln. Tritt eine Schwangerschaft zeitnah nach der Adipositas-Operation ein – egal ob ungewollt oder geplant –, erfordert diese eine noch intensivere Betreuung in Ihrem Adipositaszentrum sowie in enger Abstimmung mit dem behandelnden Frauenarzt. Beispielsweise muss dann auf eine weitere Gewichtsabnahme verzichtet werden, auch spezielle Nahrungsergänzungen werden erforderlich. Der sicherste Zeitpunkt für eine Schwangerschaft ist vier Jahre nach der Adipositas-Operation.

Professionelle Hilfe bei psychischen Problemen

Auch Ihre psychische Situation kann und wird sich nach dem Eingriff verändern. Viele unserer Patienten fragen sich: Was bewirkt eine Lebensstiländerung? Was macht das alles mit meinem sozialen Umfeld, mit der Familie, Freunden, Kollegen und Bekannten? Welche Rolle spiele ich und werde ich künftig darin spielen? Diese und ähnliche Fragen werden auch Sie sich in Zusammenhang mit der OP stellen müssen.

In den ersten Monaten überstrahlt der Erfolg der lang ersehnten Gewichtsabnahme alles andere. Psychische Begleiterkrankungen bessern sich oft, wie Sie im dritten Kapitel gelernt haben. Langfristig führen dennoch verschiedene Nachwirkungen der OP (z. B. Sodbrennen, Erbrechen, Bauchschmerzen) und gegebenenfalls auch ein erneuter Gewichtsanstieg mitunter zu psychisch belastenden Situationen. Es ist keine Schande, wenn Sie dann professionelle Hilfe in Anspruch nehmen! Adipositas und die gesamte Zeit vor, während und nach der OP ist ein langer Entwicklungsprozess. Wie und mit welchem Kopfhunger alles begann, ist nicht immer leicht herauszufinden.

Auch die persönliche Motivation und der Antrieb nach der OP variieren. Sie sind, wie jeder Mensch, einzigartig. Es gilt also, den ganz individuellen Weg zu finden, wie man mit sich und der neuen bzw. leichteren Freiheit umgeht. Therapeutische Begleitung kann Sie dabei unterstützen. Tipp: Sich Selbsthilfegruppen anzuschließen, ist eine weitere Möglichkeit und bereits vor der OP unsere dringende Empfehlung.

Selbsthilfegruppen

Hier treffen Sie Menschen, die eine Adipositas-Operation in Erwägung ziehen und wo die neuen Mitglieder von den alten Hasen lernen, die die OP bereits hinter sich gebracht haben und über gemachte Erfahrungen berichten können. Schon in der Vorbereitung und hinsichtlich der Entscheidung für oder gegen eine OP dient der Besuch von Selbsthilfegruppen dem intensiven Informations- und Erfahrungsaustausch.

Die gemeinsamen Treffen sind sehr hilfreich auf Ihrem Weg mit der Adipositas, denn es besteht immer die Gefahr, rückfällig zu werden und wieder in alte Verhaltensmuster zu verfallen. Sie sollten Ihren neuen Lebensstil daher unbedingt auch nach der OP beibehalten. In einer Selbsthilfegruppe erhalten Sie und auch Ihre Angehörigen dafür Tipps – egal in welcher Phase Sie sich gerade befinden.

In eine Gruppe eingebunden zu sein, wirkt sich nachweislich positiv auf die Gewichtsentwicklung aus. Insbesondere nach der Operation, wenn die Umstände eine ständige Verhaltensanpassung erfordern, tut die Unterstützung von Gleichgesinnten besonders gut.

Behalten Sie Ihren neuen Lebensstil auch nach der Operation bei, dann werden Sie nicht rückfällig.

Tipp: Nehmen Sie schon vor der Operation mit einer Selbsthilfegruppe in Ihrer Gegend Kontakt auf. Ein vollständiges Verzeichnis, sortiert nach PLZ-Bereichen, finden Sie online beim Adipositasverband Deutschland e.V. (adipositasverband.de/shg-finden/).

Erfahrungen einer Patientin drei Monate nach der Adipositas-Operation

Meine Operation war vor drei Monaten. Ich habe seitdem 24 Kilogramm abgenommen. Mir geht es sehr gut, auch vom Essen her. Ich hatte einmal ein Dumping-Syndrom nach einem Eis, ansonsten vertrage ich alles und fühle mich seit der OP wie ein neuer Mensch. Ich kann sie nur jedem weiterempfehlen.

Plastische Chirurgie – wann ist was sinnvoll?

Sie haben es geschafft! Mithilfe einer Adipositas-Operation und/oder der Veränderung Ihrer Lebensgewohnheiten haben Sie Ihr Gewicht um einen erheblichen Anteil reduziert. Die lange Reise der Gewichtsabnahme findet allmählich ihr Ende. Damit beginnt jedoch eine weitere, denn durch den starken Gewichtsverlust kommt es in fast allen Fällen zur Ausbildung überschüssiger Haut.[18]

Dies führt in verschiedenen Körperarealen häufig zu schmerzhaften Hautinfektionen, eingeschränkter Beweglichkeit, starkem Schwitzen in den zusätzlichen Körperfalten und natürlich auch dazu, dass Sie sich trotz des Gewichtsverlustes nicht wohl in Ihrem Körper fühlen. Hier schließt sich jedoch professionelle Hilfe an, denn es gibt Operationsmethoden, die sich mit der Rekonstruktion der Körperform befassen, und die in das Fachgebiet der plastischen Chirurgie fallen.

Der Zeitpunkt dieser operativen Versorgung sollte klug gewählt werden: Es ist wichtig, dass bereits ein stabiler und ausreichender Gewichtsverlust erfolgt ist. Ein noch zu hoher Body Mass Index oder eine erneute Gewichtszunahme sind Ausschlusskriterien für eine plastische Rekonstruktion.[19, 20] Aber auch ein weiterer massiver Gewichtsverlust sollte nicht zu erwarten sein.

Die Entfernung überschüssiger Haut sollte also erfolgen, wenn das Zielgewicht annähernd erreicht ist, der Richtwert hierfür ist ein BMI von 30. Das erreichte Gewicht sollte vor einer Rekonstruktion mindestens sechs Monate gehalten werden. Ausnahmen sind unverhältnismäßig stark überhängende Fettschürzen, welche die Beweglichkeit massiv einschränken und den Abnahmeprozess behindern.

Der Weg zur Kostenübernahme

Je nach Beschwerden werden die Operationskosten für die Entfernung überschüssiger Haut von den Krankenkassen übernommen. Wichtige Aspekte sind z. B. Hautinfektionen aller Art, starkes Schwitzen, Unbeweglichkeit im Alltag und orthopädische Probleme, wie beispielsweise anhaltende Rücken- oder Gelenkschmerzen. Rein ästhetische Aspekte werden selten berücksichtigt.

Die Wiederherstellung der Körperoberfläche nach der Adipositas-OP muss aus medizinischen Gründen erforderlich sein, damit die Leistung von der Krankenkasse übernommen wird.

Der Antrag auf Kostenübernahme ist von Ihnen selbst zu stellen und beinhaltet ein selbst verfasstes Schreiben über die eigene Leidensgeschichte, den Werdegang sowie aktuelle Beschwerden. Zusätzlich müssen ein plastisch-chirurgisches Gutachten und aussagekräftige Fotos beigefügt werden, die in einer spezialisierten Sprechstunde aufgenommen werden. Sollten orthopädische oder die Haut betreffende Probleme bestehen, sollten diese durch ein zusätzliches orthopädisches bzw. dermatologisches Gutachten belegt werden können.

Thomas, Hautstraffung zwei Jahre nach Adipositas-Operation

Bevor ich in die Grundschule kam, wurde ich für sechs Wochen zur Kur geschickt, weil ich untererernährt war. Der Erfolg waren 500 Gramm mehr. Erst zu Beginn der Pubertät, nach einem längeren Urlaub bei meiner Tante, fing ich an, sehr stark zuzunehmen; die Kilos bekam ich auch später nicht mehr runter. Nach der Schulzeit hatte ich bei einer Körpergröße von 1,68 Meter schon meine 80 bis 90 Kilogramm.

Am Anfang meiner Ausbildung begann ich mit Kraftsport und nahm Mitte der 1980er-Jahre als Bodybuilder bei internationalen Wettkämpfen teil. Ich startete dort in der Juniorenklasse bis 70 Kilogramm. 1989 musste ich wegen einer Krankheit umschulen und konnte mein Training nicht mehr so intensiv durchführen. Nach den drei Jahren Umschulung war auch das alte Gewicht zurück, ich konnte es aber immer so um 80 bis 90 Kilogramm halten.

Im Jahr 2002 brach ich mir den Mittelfuß und konnte erst mal gar nichts mehr tun, außer zu essen. Ab diesem Zeitpunkt ging mein Gewicht immer nur nach oben, bis ich schließlich bei 120 Kilogramm angekommen war. Ich war zwar immer im Studio, stemmte Gewichte und fuhr viel mit dem Rad, aber das hat das Gewicht leider nicht reduziert.

Dann kamen immer wieder Knieoperationen, und jeder Arzt sagte erst einmal, dass ich zu schwer sei und abnehmen müsse, was ich natürlich in den verschiedensten Varianten probiert hatte, z. B. mit Suppendiäten, FDH, Low Carb, ketogener Ernährung oder Yokebe-Pulver. Das hatte alles immer einen gewissen Effekt, aber meistens nur kurzfristig, und der Jo-Jo-Effekt war nicht zu verachten.

2016 bekam ich bei einem Gewicht von 140 Kilogramm extreme Rückenbeschwerden. Ich ging von Arzt zu Arzt und war von einigen Kommentaren, die ich zu hören bekam, richtiggehend schockiert. Einer sagte mir, ich sei ja selber schuld an den Schmerzen, ich solle wiederkommen, wenn ich 40 Kilogramm abgenommen hätte, dann würde er vielleicht etwas unternehmen. Zum Glück gibt es aber auch andere Ärzte, deshalb wurde ich nach einigen Reha-Aufenthalten schließlich operiert. Der Arzt sagte mir allerdings voraus, dass wir uns alle zwei bis drei Jahre wiedersehen würden, wenn es mir nicht gelänge, abzunehmen.

Es dauerte einige Zeit, bis mir klar wurde, dass es bei mir nicht klappt, mit normalen Diäten mein Gewicht zu reduzieren und vor allem auch zu halten – was ja das größere Problem ist. Die meisten Ärzte sagen einem zwar, man sei zu dick, aber keiner hilft einem wirklich weiter. Ich machte mich also im Internet schlau, welche Möglichkeiten es gibt, und landete in der RoMed Klinik. Im März 2020 hatte ich dann ein sehr konstruktives Gespräch mit Herrn Professor Schopf und seinen Kollegen. Ich entschloss mich noch am selben Tag, mich auf das multimodale Konzept (MMK) einzulassen und auch die Ernährungsberatung durchzuführen. Man bekommt durch das MMK zwar ziemliche viele Auflagen, aber ich erachte sie im Nachhinein als sehr sinnvoll.

Ich konnte während der sechs Monate des MMK mithilfe der Ernährungsberaterin meinen BMI von 48 auf 42,5 (139 Kilogramm auf 120 Kilogramm) herunterbringen. Ohne Operation hätte ich das Gewicht mit ziemlicher Sicherheit aber nicht halten können. Beim Abschlussgespräch entschied ich mich für einen Magenbypass, den ich am 20.10.2020 bekam.

Schmerzen hatte ich nach der Operation so gut wie keine. Die ersten Mahlzeiten und Getränke waren gewöhnungsbedürftig, aber eigentlich nur, weil ich schon nach zwei Löffeln nichts mehr essen konnte. Die ersten sechs Wochen pürierte ich alles und aß aus kleinen Tassen. Ich musste das erste halbe bis dreiviertel Jahr erst einmal probieren, was ich essen kann und wie viel. Es kam schon mal vor, dass ich zu schlecht kaute oder etwas aß, das überhaupt nicht durch den Magen wollte, und mich anschließend übergeben musste.

Der Körper ist schon komisch: Manche Lebensmittel, die ich vor der OP sehr gern gegessen hatte, z. B. Käse, Rindfleisch oder ein Rührei, konnte ich danach nicht mehr essen. Das hat sich mittlerweile gelegt. Was gar nicht geht, sind Produkte, die mehr als vier Gramm

Zucker auf 100 Gramm haben. Ich werde sehr müde davon bzw. schlafe sofort ein. Genauso geht es mir auch bei Produkten aus reinem Weißmehl. Getränke mit zu viel Kohlensäure versuche ich auch zu meiden, weil die sehr blähen. Ungewohnt ist, dass man eine halbe Stunde vor und nach dem Essen nicht trinken darf, aber auch daran gewöhnt man sich. Ein Hungergefühl verspüre ich nur sehr selten, deshalb halte ich mich, so gut es geht, an feste Essenszeiten.

Jetzt, knapp zwei Jahre nach der OP, kann ich ca. 200 Gramm pro Mahlzeit zu mir nehmen. Bei flüssiger Nahrung wie Suppen gehen auch mal ca. 230 Gramm. Ich esse dafür eben viermal am Tag kleine Mahlzeiten und mache mir einmal am Tag einen Eiweißshake.

Da ich mit meiner Frau wieder viel auf den Berg gehe oder Rad fahre, habe ich bei solchen Touren immer Eiweißriegel dabei. Trinken ist manchmal ein Problem, wie bei vielen Menschen, aber ich probiere auf meine zwei Liter zu kommen, das klappt nicht immer, aber meistens.

Ich habe mich bei der Einnahme der zusätzlichen Vitamine, die man ja braucht, für eine Marke aus dem Internet entschieden, mit der ich sehr gut zurechtkomme und die preislich in Ordnung ist. An die Einnahme der Kautabletten gewöhnt man sich sehr schnell.

Die ersten Monate ging das Gewicht rasant nach unten, Anfang Dezember 2020 war ich schon bei unter 100 Kilogramm und im August 2021 hatte ich mein Idealgewicht erreicht, das ich seitdem plus/minus zwei Kilogramm halte.

Bis heute habe ich 70 Kilogramm abgenommen und ich wiege zwischen 68 und 70 Kilogramm. Ich gehe regelmäßig zum Endokrinologen, um meine Blutwerte testen zu lassen, bisher war immer alles in Ordnung. Diese Werte bespreche ich danach mit meinem Arzt und meiner Ernährungsberaterin.

Nach der Operation wird man nicht alleine gelassen, man hat z. B. die Möglichkeit, an Post-OP-Gruppen mit der Ernährungsberaterin teilzunehmen, das ist meistens sehr interessant und bringt gerade Neuoperierten auf jeden Fall sehr viel.

Der negative Nebeneffekt nach der großen Gewichtsabnahme ist, dass ich sehr viel Haut übrig habe, dies sieht unschön aus und führt auch zu anderweitigen Komplikationen. Im Januar 2022 reichte ich bei meiner Krankenkasse einen Antrag auf zwei Operationen zur Hautstraffung ein. Leider werden solche Operationen von den Krankenkassen oft als Schönheitsoperationen abgetan. Sie wissen gar nicht, wie groß der Leidensdruck bei sowas sein kann, genau wie vor einer bariatrischen Operation. Aber, welch ein Wunder, ich wurde von einer sehr netten Mitarbeiterin der Krankenkasse angerufen, die den Antrag mit mir besprach und ihn auch genehmigte. Im Mai 2022 hatte ich dann meine erste Operation zur Oberkörperstraffung und im September die zweite Operation zur Bauchstraffung.

Zum Abschluss noch eine Bemerkung: Wenn man sich einer bariatrischen Operation unterzieht, sollte man sich im Klaren darüber sein, dass es „für immer" ist und dass nur der Körper und nicht der Kopf operiert wird.

Straffungsoperationen im Überblick

Bei der Frage, welche plastisch-chirurgische Operation als erste stattfinden sollte, geht es vor allem um die Körperpartie, durch die die meisten Einschränkungen erlebt werden. Erfahrungsgemäß ist das die Haut des Bauches. Durch die Nähe zur Genitalregion und eine tiefe Unterbauchfalte kommt es häufig zu Feuchtigkeit, Schwitzen, Rötungen und Pilzinfektionen. Große Beschwerden kann aber auch die erschlaffte Brust bereiten, die Haut der Oberschenkelinnenseiten, der Rücken, die Oberarme und der Schamhügel.

> Haut ist bei geringem Gewichtsverlust in der Lage, sich wieder zusammenzuziehen. Bei starkem Gewichtsverlust bleibt jedoch oft überschüssiges Hautgewebe übrig.

Straffungsoperationen sind große Gewebeeingriffe, daraus können natürlich auch Komplikationen resultieren, welche es zu vermeiden gilt. Zu den häufigsten zählen tiefe Beinvenenthrombosen, Wundheilungsstörungen und Ansammlungen von Wundflüssigkeiten unter der Haut (Serome).[21] Während des stationären Aufenthaltes und durch die täglichen Visiten erfolgen regelmäßige Kontrollen, die auch nach der Entlassung weiterhin stattfinden sollten.

Um Komplikationen in der Wundheilung auszuschließen, sollten zwischen einzelnen plastisch-chirurgischen Operationen jeweils mindestens drei Monate Zeit vergehen. Auch Begleiterkrankungen bei starkem Übergewicht können die Wundheilung negativ beeinflussen (z. B. Diabetes). Dennoch: In zahlreichen Studien wurde nachgewiesen, dass sich die Lebensqualität nach Adipositas-Operation und starker Gewichtsabnahme durch eine rekonstruierte Körperoberfläche so stark verbessert, dass es sich lohnt, diesen Weg für ein selbstbestimmtes und gesünderes Leben einzuschlagen.[22, 23]

Bauchdeckenstraffung

In der Regel wird als erste Straffungsoperation eine Bauchdeckenstraffung (Abdominoplastik) durchgeführt. Je nach Ausprägung der überschüssigen Haut kann dies als klassische Bauchdeckenstraffung mit Versatz des Bauchnabels, mittels umgekehrtem T-Schnitt oder Fettschürzenresektion mit Entfernung des Nabels erfolgen.

Bei der klassischen Vorgehensweise wird die überschüssige Haut von der Bauchmuskulatur unter Umschneiden des Bauchnabels abgelöst. Der umschnittene Nabel wird dabei neu positioniert und eingenäht. Bei einer Fettschürze in mehreren Etagen mit ausgeprägten Ausläufern in die Flanken und einem Überschuss im Bereich des Oberbauches kann alternativ ein umgekehrter T-Schnitt erforderlich sein. Im Unterschied zum klassischen Vorgehen verläuft die Schnittführung nicht nur im Unterbauch, sondern umfasst auch die Mittellinie des Bauches unter Ausschneidung des Nabels. So kann eine große Menge überschüssiger Haut entfernt und die seitliche Bauchwand gestrafft werden.

Bei ausgeprägten und stark überhängenden Fettschürzen ist der Erhalt des Bauchnabels, aufgrund der schlechten Durchblutungssituation, nicht sinnvoll. In diesen Fällen ist es notwendig, den Bauchnabel mit der überschüssigen Haut zu entfernen. Diese Operation kann bei ausgeprägten Befunden auch früher als erst nach Erreichen eines BMI von 30 durchgeführt werden

Brustrekonstruktion

Durch die starke Gewichtsabnahme kommt es meist auch zu einem Volumenverlust im Bereich der Brustdrüse, es entsteht eine Hängebrust (Ptosis mammae) – bei beiden Geschlechtern. Bei Frauen gibt es mehrere Rekonstruktionsmöglichkeiten, welche bei genügend Brustgewebe die alleinige Straffung, bei sehr großen Brüsten eine Verkleinerung und Straffung oder bei völlig erschlafften Brüsten eine Vergrößerung und Straffung (mit oder ohne Implantat) beinhalten.

Bei Männern sollte im Unterschied zur Frau das Brustdrüsengewebe operativ komplett entfernt werden. Dabei werden die Brustwarzen, nach Straffung und Naht der Haut, auf der rekonstruierten Männerbrust als dünnes Hauttransplantat neu positioniert.

Rückenstraffung

Auch die Haut des Rückens bleibt von einer massiven Gewichtsabnahme nicht verschont. In ausgeprägten Fällen können Gewebeüberschüsse in mehreren Etagen bestehen bleiben, hier kann eine Straffung des oberen oder unteren Rückens mit Gesäß erfolgen. In manchen Fällen kann die Rückenstraffung auch mit der Bauchdeckenstraffung kombiniert werden.

Oberschenkelstraffung

Im Bereich der Beine führt überschüssige Haut oft zu schmerzhaften Hautirritationen. Insbesondere die Oberschenkelinnenseiten reiben beim Gehen ständig aneinander. Die Fettdepots in diesem Bereich sollten vor der Oberschenkelstraffung abgesaugt werden.

Straffungsoperationen erfolgen Schritt für Schritt. Meistens beginnen sie am Bauch.

Oberarmstraffung

Auch reibender Gewebeüberschuss im Bereich der Oberarme kann zu schmerzhaften Hautirritationen und Infektionen führen, deswegen wird bei einer Oberarmstraffung über einen Hautschnitt an der Oberarminnenseite die überschüssige Haut entfernt. Überschüssige Hautbereiche im Schulterbereich und oberen Rücken können innerhalb dieser Straffung ebenfalls entfernt werden.

Häufige Fragen und Antworten

Sie haben nun einiges über die Adipositas-Erkrankung, die Behandlungsmöglichkeiten und Operationsverfahren gelernt. Ich möchte Ihnen abschließend und zum raschen Nachschlagen, in Anlehnung an allgemeine Informationen des Vereins Adipositas-Netzwerk Schweiz, häufig gestellte Fragen beantworten, die Sie sich vielleicht auch stellen werden, wenn Sie vor der Entscheidung hinsichtlich einer Adipositas-Operation stehen.

Was für eine Narkose wird für die Operation verwendet?

Schlauchmagen-Operation und der Magenbypass werden unter Vollnarkose durchgeführt. Mehr zum Operationsablauf finden Sie im dritten Kapitel dieses Ratgebers.

Welche Narben entstehen durch die Operation?

Die angewandten Verfahren werden minimalinvasiv, also in einer Schlüssellochtechnik, durchgeführt. Das bedeutet, es werden nur kleine Schnitte in die Bauchdecke erforderlich, die in der Regel nur sehr kleine Narben hinterlassen.

Muss ich lange stationär im Krankenhaus bleiben?

In der Regel ist ein Krankenhausaufenthalt von vier bis fünf Tagen notwendig.

Wie viel Gewicht verliere ich nach der Operation, und wie schnell sehe ich die ersten Erfolge?

In der Regel verlieren die Patienten innerhalb der ersten sechs bis zwölf Monate sehr schnell und viel an Gewicht. Beim Schlauchmagen sind es insgesamt 50 bis 60 Prozent des Übergewichts, beim Magenbypass sogar 60 bis 70 Prozent. Die Ergebnisse hängen individuell von den positiven Veränderungen im Alltags- und Ernährungsverhalten ab, Tipps hierzu finden Sie im zweiten Kapitel.

Kann ich nach der OP verhungern?

Nein, das ist nicht möglich. Unser Körper kommt generell mit sehr wenig Nahrung aus. Wichtig ist nach dem Eingriff jedoch, dass Sie hochwertige Lebensmittel essen, und Ihrem Körper die nötigen Eiweiße, Vitamine und Mineralien zukommen lassen. Deswegen ist eine lebenslange Versorgung mit Multivitaminpräparaten bzw. Nahrungsergänzungsmitteln häufig notwendig.

Leide ich nach der Operation häufig unter Übelkeit oder anderen Auswirkungen?

In der ersten Zeit nach bariatrischen Eingriffen kann es zu Übelkeit kommen. Meist wird dies allerdings durch falsches Essverhalten ausgelöst, z. B. zu schnelles Essen, zu viel Essen, gleichzeitiges Essen und Trinken oder nicht ausreichendes Kauen. Treffen all diese Punkte nicht zu, und Sie müssen trotzdem erbrechen, sollten Sie unbedingt Ihren Arzt aufsuchen.

Verändern sich nach der Operation meine Haare?

In den ersten Monaten nach der OP kann es durch den raschen Gewichtsverlust, Vitamin- und Eiweißmangel zu vermehrtem Haarausfall kommen. Dieser Zustand normalisiert sich aber wieder, sobald der Gewichtsverlust nicht mehr so rasch voranschreitet, und sich die Nährstoffspeicher des Körpers durch bedarfsgerechte Ernährung und Multivitaminpräparate wieder reguliert haben.

Was darf ich nach der OP essen?

Nach der Operation dürfen Sie zunächst flüssige Nahrung zu sich nehmen. Ca. vier Tage danach können Sie weiche Kost essen und nach etwa vier Wochen zu normaler Vollkost übergehen.

Muss ich Diät halten?

Es ist extrem wichtig, die Essgewohnheiten nach einer Adipositas-Operation völlig umzustellen. Dabei ist es nicht zwingend notwendig, eine bestimmte Diät einzuhalten, aber die Menge und Art der Nahrung sollten unbedingt angepasst werden. Hierbei helfen Ihnen die Ernährungsberater.

Habe ich nach der Operation Schmerzen?

Schmerzen können in den ersten Tagen auftreten, oft fühlen sie sich wie ein Muskelkater im Bereich der Narben an. Sollte dies der Fall sein, erhalten Sie Schmerzmittel.

Ist die Verkleinerung dauerhaft: Bleibt mein Magen in der neuen Größe?

Beim Magenbypass ist eine Vergrößerung äußerst selten. Beim Schlauchmagen hingegen kann es mit der Zeit (etwa ein bis zwei Jahre nach OP) zu einer Erweiterung oder Dehnung des Restmagens kommen. Fortgesetzte Diätfehler oder unkontrolliertes Essen nach der OP können eine solche Ausdehnung auslösen.

Kann der Magen platzen oder eine Naht aufgehen, wenn man zu viel isst?
Ein Platzen des Magens ist nicht möglich, es können allerdings Schmerzen, Erbrechen, Durchfall und so weiter auftreten. Die Aufnahme großer Nahrungsmengen muss nach erfolgter Adipositas-Operation unbedingt vermieden werden.

Muss ich nach der Operation Medikamente einnehmen?
Unmittelbar nach der Operation bekommen Sie Schmerzmittel. Es ist in der Regel aber nicht nötig, nach dem Eingriff dauerhaft Medikamente einzunehmen, ausgenommen die beschriebene Nahrungsergänzung mit Multivitaminpräparaten, um Mangelerscheinungen vorzubeugen.

Wie lange bin ich nach einer Adipositas-Operation krankgeschrieben?
Nach der Operation zeigt sich häufig eine körperliche Erschöpfung und Müdigkeit, die sich jedoch nach etwa vier Wochen bessert. Dennoch sollten Sie und auch Ihr Arbeitgeber darauf eingestellt sein. Krankgeschrieben sind Sie in der Regel zwei bis vier Wochen.

Kann ich nach der Operation Alkohol trinken?
Nach einer Adipositas-Operation verändern sich die Aufnahme sowie die Verwertung von Alkohol, das heißt: Nach der gleichen Menge Alkohol haben Sie nach der OP deutlich höhere Blutalkoholkonzentrationen als jemand, der nicht operiert wurde. Ein Alkoholkonsum sollte daher deutlich unter dem im Normalfall geltenden Grenzbereich liegen (siehe Seite 105) bzw. vollständig vermieden werden.

Kann ich nach einer Adipositas-Operation Blut spenden?

Nein, Sie sollten kein Blut spenden, da Sie selbst nach der Operation einen erhöhten Bedarf an Vitaminen und Spurenelementen haben. Vor allem das Eisen ist trotz einer Nahrungsergänzung bei Frauen häufig sehr niedrig konzentriert.

Muss ich mich nach dem Eingriff einer plastischen Operation unterziehen?

Bei sehr hohem Übergewicht vor der OP kann ein solcher Eingriff notwendig sein. Eine plastische Chirurgie macht aber erst Sinn, wenn sie Ihr Minimalgewicht (nach ca. 18 Monaten) erreicht haben.

Wie werde ich nach dem Eingriff weiter betreut?

Nach dem Eingriff findet eine standardisierte Nachsorge statt, die physische sowie psychische Unterstützung, aber auch eine Ernährungsberatung einschließt. Bereits vor dem Eingriff verpflichten Sie sich zur Teilnahme am Nachsorgeprogramm.

Wird mein Hausarzt in das Verfahren rund um die Operation involviert?

Ihr Hausarzt – der ja auch schon im Vorfeld die Adipositas-Operation empfohlen und Sie bei den Vorbereitungen bzw. der Antragstellung unterstützt hat – wird auch im weiteren Verlauf durch die Spezialisten des Adipositaszentrums in alle Themen und auch die Nachsorge einbezogen. Hierzu erfolgt ein ständiger Informationsaustausch.

Kann ich nach einer Adipositas-Operation schwanger werden?

Nach der Operation nimmt die Fruchtbarkeit sehr rasch zu. Dennoch sollten Sie die ersten 18 bis 24 Monate danach nicht schwanger werden und sollten sicher verhüten, z. B. mit einer Spirale. Vor allem in den ersten Monaten nach der OP findet eine große Gewichtsabnahme und Umstellung des Körpers statt. Es ist deshalb sehr schwierig, Mutter und Kind genügend Vitamine und Kalorien zuzuführen, um Schäden zu vermeiden.

Kann man die OP auch wieder rückgängig machen?
Grundsätzlich ist das nicht nötig. Die neue Anatomie Ihres Körpers gleicht dauerhaft das Ungleichgewicht relevanter Botenstoffe (Hormone) aus, die Sie im ersten Kapitel kennengelernt haben. Das Zielgewicht stellt sich nach etwa 18 Monaten ein und bleibt dann stabil. Würde man die OP rückgängig machen, würde alles wieder wie vor der Operation sein. Das heißt auch, Sie würden erneut stark zunehmen, denn die Adipositas ist eine echte chronische Erkrankung.

Fragen und Antworten modifiziert nach: www.adipositas-netzwerk.ch

ANHANG

Hier wird Ihnen weitergeholfen

http://adipositas-verzeichnis.de
Suchmöglichkeit nach Selbsthilfegruppen, medizinischen Einrichtungen und Stellen für Ernährungsberatung

www.nakos.de
Nationale Kontakt- und Informationsstelle für Selbsthilfegruppen

https://www.adipositas-netzwerk.ch
Verein Adipositas-Netzwerk Schweiz, Winterthur

www.adipositasverband.de
Beratung und Begleitung von Adipositas-Betroffenen und Suchmöglichkeit nach Selbsthilfegruppen

http://www.adipositashilfe-deutschland.de/
Bundesweit aktiver Patienten- und Selbsthilfeverband

www.acsdev.de
Adipositaschirurgie-Selbsthilfe-Deutschland e.V. Aufklärung übergewichtiger, adipöser und extrem adipöser Menschen

Quellen- und Studienverzeichnis

1 Andolfi C, Fisichella PM: Epidemiology of obesity and associated comorbidities. J Laparoendosc Adv Surg Tech A. 2018; 28(8):919–924.

2 Bhaskaran K et al.: Association of BMI with overall and cause-specific mortality: a population-based cohort study of 3,6 million adults in the UK. Lancet Diabetes Endocrinol. 2018; 6(12):944–953.

3 Kivimäki M et al.: Body mass index and risk of obesity-related complex multimorbidity: an observational multicohort study. Lancet Diabetes Endocrinol. 2022; 10:253–263.

4 Deutsches Krebsforschungszentrum, Heidelberg; Krebsrisikofaktor Übergewicht (letzter Zugriff 26.09.2022): https://www.dkfz.de/de/krebspraevention/Krebsrisikofaktor_Uebergewicht.html

5 Bray GA et al.: The science of obesity management: an endocrine society scientific statement. Endocr Rev. 2018 Apr; 39(2):79–132.

6 Deutsche Adipositas-Gesellschaft e.V., Martinsried; Prävalenz der Adipositas im Erwachsenenalter (letzter Zugriff 26.09.2022): https://adipositas-gesellschaft.de/ueber-adipositas/praevalenz/

7 Weltgesundheitsorganisation (WHO); Obesity and overweight (letzter Zugriff 26.09.2022): https://www.who.int/news-room/fact-sheets/detail/obesity-and-overweight

8 Deutsche Gesellschaft für Ernährung e. V. (DGE), Bonn; Presseinformation DGE aktuell 5/2017 vom 07.06.2017: Wer kocht denn in Deutschland (letzter Zugriff 26.09.2022)? https://www.dge.de/presse/pm/wer-kocht-denn-in-deutschland/

9 Westdeutscher Rundfunk Köln; Planet Wissen (letzter Zugriff 26.09.2022): https://www.planet-wissen.de/gesellschaft/krankheiten/adipositas/dick-durch-medikamente-100.html

10 Martina de Zwaan, Stephan Herpertz, Stefan Zipfel: Psychosoziale Aspekte der Adipositaschirurgie. Springer-Verlag, 2019.

11 Tabesh MR et al.: Nutrition, physical activity and prescription of supplements in pre- and post-bariatric surgery patients: a practical guideline. Obes Surg. 2019; 29(10):3385–3400.

12 Carlsson LMS et al.: Life expectancy after bariatric surgery in the swedish obese subjects study. N Engl J Med. 2020; 383(16):1535–1543.

13 Song A, Fernstrom MH: Nutritional and psychological considerations after bariatric surgery. Aesthetic surgery journal/the American Society for Aesthetic Plastic surgery 2008; 28(2):195–199.

14 Auf der Maur I et al.: Kostenübernahme bariatrischer Operationen ohne Antragstellung – Erfahrungen in einem deutschen Adipositaszentrum. Die Chirurgie 2022; https://doi.org/10.1007/s00104-022-01690-z.
15 Daniels P et al.: Effect of a randomised 12-week resistance training programme on muscular strength, cross-sectional area and muscle quality in women having undergone Roux-en-Y gastric bypass. J Sports Sci. 2018; 36(5):529–535.
16 Warburton DE, Nicol CW, Bredin SS: Health benefits of physical activity: the evidence. Can Med Assoc J. 2006; 174(6):801–809.
17 Smith LL et al.: Feasibility of implementing a meditative movement intervention with bariatric patients. Appl Nurs Res. 2014; 27(4):231–236.
18 Kitzinger HB et al.: The prevalence of body contouring surgery after gastric bypass surgery. Obes Surg. 2012; 22(1):8–12.
19 Grieco M et al.: Analysis of complications in postbariatric cbdominoplasty: our Experience. Plast Surg Int. 2015;2015:209173.
20 Arthur ZM et al.: Post bariatric panniculectomy: pre panniculectomy body mass index impacts the complication profile. Am J Surg. 2007; 193(5):567–570.
21 Morandi EM et al.: Risk factors and complications after body contouring surgery and the amount of stromal vascular fraction cells found in subcutaneous tissue. Int Wound J. 2019; 16(6):1545–1552.
22 Gilmartin J et al.: Quality of life among adults following bariatric and body contouring surgery: a systematic review. JBI Database System Rev Implement Rep. 2016; 14(11):240–270.
23 Song AY et al.: Body image and quality of life in post massive weight loss body contouring patients. Obesity (Silver Spring) 2006; 14(9):1626–1636.

Register

Achtsamkeit 18, 20f, 51ff
Adipositas, Definition 12ff
Adipositas, Medikamente gegen 66f
Adipositas, Therapie 35ff
Adipositas, Ursachen 24f
Adipositas-OP 65ff, 89ff
Adipositas-OP, Komplikationen 79ff
Adipositas-OP, Methoden 91ff
Adipositas-OP, OP-Schritte 103ff
Alkohol 105, 145
Atmung 57
Ballaststoffe 47ff
Bauchdeckenstraffung 140f
Bauchhunger 26ff, 33, 57
Begleiterkrankungen 69ff, 125f
Bewegungsprotokoll 62
Bewegungstherapie 36, 59ff, 130f
BMI 12f, 29
Brustrekonstruktion 141
Darm-Hirn-Achse 27ff, 33
Diabetes 70f
Diät 144, 16, 36
Dumping-Syndrom 83
Eiweiß 43f
Eiweißdiät 104, 108
Eiweißquellen 44
Epigenetik 32
Ernährung 36, 38ff
Ernährungsprotokoll 38ff
Ernährungsumstellung 104
Essverhalten 52ff
FAQ 142ff
Fettverwertungsstörung 82
Gelenke 74f
Gemüse 45ff
Gewichtsabnahme 52f, 56, 67f, 134, 143
Gewichtszunahme 25, 28
Ghrelin 28f
GLP-1 28f
Hautstraffung 135ff
Herzinfarktrisiko 71f
Hormone 27ff
Jo-Jo-Effekt 28, 78, 112, 136
Kalorien 41, 62f
Kochen 41ff
Kohlenhydrate 49f
Koliken 86f
Kopfhunger 16, 33
Kostenübernahme 114ff, 135
Krebserkrankungen 73f
Laboruntersuchungen 122f
Lebensmittelunverträglichkeit 84
Leptin 28f
Magenbypass 97f
Magen-Darm-Beschwerden 80ff
Magengeschwür 104
Mangelerscheinungen 127ff
Medikamente 25
Mikrobiom 27, 30ff
Mikrobiomtypen 30
Minibypass 99
Multimodales Konzept (MMK) 36ff
Nachsorge 120ff
Nahrungsergänzungen 127ff
Narben 142
Narkose 107
Narkose 142
Oberarmstraffung 142
Oberschenkelstraffung 141f
Plastische Chirurgie 134ff, 146
Psyche 87ff, 132f
PYV 28f
Rauchen 105
Redo-Eingriffe 103
Revisionseingriffe 102
Rückenstraffung 141
SADI-S-Bypass 100f
SASI-Bypass 101f
Schilddrüse 24
Schlafapnoe 72f
Schlauchmagen-OP 92ff
Schwangerschaft 131f, 146f
Sekundäre bariatrische OP 102f
Selbsthilfegruppen 133f
Sexualität 75f, 131f
Sodbrennen 85
Sozialkontakte 76
Stenose 86
Stoffwechsel 25
Stress 56ff
Stressessen 19f
Übelkeit 143
Übergewicht 19f
Verhalten 36
Zucker 49f

Bibliografische Information der Deutschen Nationalbibliothek
Die Deutsche Nationalbibliothek verzeichnet diese Publikation in der deutschen Nationalbibliografie; detaillierte bibliografische Daten sind im Internet über http://dnb.ddb.de/ abrufbar.

ISBN 978-3-8426-3151-9 (Print)
ISBN 978-3-8426-3152-6 (PDF)
ISBN 978-3-8426-3153-3 (EPUB)

Abbildungen:
Titelmotiv: stock.adobe.com / Nataliia
Stock.adobe.com: deborahatl: 15; pikovit: 29; nmfotograf: 101
123rf.com: bearsky23: 93, 98; alila: 99

Originalausgabe

Die Ratgebermarke der Schlüterschen Fachmedien GmbH
Hans-Böckler-Allee 7, 30173 Hannover
www.humboldt.de
www.schluetersche.de

Lektorat: Pepe Peschel, die redaktion für medienkommunikation, München
Layout: Groothuis, Lohfert, Consorten, Hamburg
Covergestaltung: ZERO, München
Satz: Die Feder, Konzeption vor dem Druck GmbH, Wetzlar
Druck und Bindung: Gutenberg Beuys Feindruckerei GmbH, Langenhagen